中医临床必读丛书

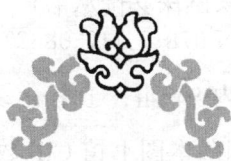

内经知要

明·李中梓　辑注

胡晓峰　整理

人民卫生出版社

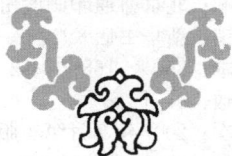

图书在版编目(CIP)数据

内经知要/明·李中梓辑注 胡晓峰整理.—北京：
人民卫生出版社,2007.7
(中医临床必读丛书)
ISBN 978-7-117-08627-1

Ⅰ.内… Ⅱ.①李…②胡… Ⅲ.内经知要 Ⅳ.R221

中国版本图书馆 CIP 数据核字（2007）第 045427 号

门户网：**www. pmph. com** 出版物查询、网上书店
卫人网：**www. ipmph. com** 护士、医师、药师、中医
师、卫生资格考试培训

中 医 临 床 必 读 丛 书

内 经 知 要

辑　　注：明·李中梓
整　　理：胡晓峰
出版发行：人民卫生出版社（中继线 010-59780011）
地　　址：北京市朝阳区潘家园南里 19 号
邮　　编：100021
E - mail：pmph @ pmph. com
购书热线：010-59787592　010-59787584　010-65264830
印　　刷：北京盛通印刷股份有限公司
经　　销：新华书店
开　　本：850×1168　1/32　印张：4.25
字　　数：67 千字
版　　次：2007 年 7 月第 1 版　2025 年 1 月第 1 版第 22 次印刷
标准书号：ISBN 978-7-117-08627-1/R·8628
定　　价：10.00 元

打击盗版举报电话：**010-59787491　E-mail：WQ @ pmph. com**
（凡属印装质量问题请与本社市场营销中心联系退换）

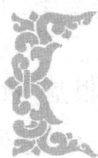

出版者的话

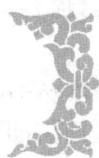

  中医要发展创新,提高临床疗效是必由之路。而提高临床疗效的捷径,就是继承前人宝贵的诊疗理论和丰富的临床经验。古今大凡著名医家,无不是在熟读古籍,继承前人经验的基础上而成为一代宗师的。厚积薄发,由博返约,是读书成才的必然过程。步入 21 世纪,中医的发展与创新仍然离不开继承,而继承的第一步必须是熟读中医古籍,奠定基础。这好比万丈高楼,筑基必坚;参天大树,扎根必深。

  为了在新世纪进一步发展中医,提高中医临床疗效水平,针对目前中医现状,国家中医药管理局启动了"优秀中医临床人才研修项目"。该计划首批精选培养名中医 200 名左右,期望在新世纪再培养一大批中医临床大家,为我国人民的医疗保健再做贡献。做临床,必读古籍;做名医,更需要熟悉古籍并能灵活应用。为了适应中医临床人才培养计划,我们从"优秀中医临床人才研修项目"必读书目中先期精选了中医各科必读的 70 余种整理后已相继出版发行,应广大读者要求,经全国著名中医专家王永炎、余瀛鳌等推荐和论证,续增 34 种,使《中医临床必读丛书》的出版渐臻完备。本丛书共 105 种,所选精当,涵盖面广,多为历代医家推崇,尊为必读经典著作,在中医学发展的长河中,占有重要的学术地位。

  本次整理突出了以下特点:①力求原文准确,每种医籍均由各科专家遴选精善底本,加以严谨校勘,为读者提供精确的

1

原文。②原则上只收原文，不作校记和注释，旨在使读者在研习之中渐得旨趣，体悟真谛。③每书撰写了导读，介绍该书的作者生平、成书背景、学术特点，及对临床的指导意义以及如何学习运用等内容，提要钩玄，以启迪读者。为便于读者检索，书后附以索引。

期望本丛书的出版，能真正起到读古籍，筑根基，做临床，提疗效的作用，有助于中医临床人才的培养和成长，以推动我国中医药事业的发展与创新。

一、经典著作

《灵枢经》

《黄帝内经素问》

《伤寒论》

《金匮要略》

《温病条辨》

《温热经纬》

二、诊断类著作

《脉经》

《诊家枢要》

《濒湖脉学》

三、通用著作

《中藏经》

《伤寒总病论》

《素问玄机原病式》

《三因极一病证方论》

《素问病机气宜保命集》

《内外伤辨惑论》

《儒门事亲》

《脾胃论》

《兰室秘藏》

《格致余论》

《丹溪心法》

《景岳全书》

《医贯》

《理虚元鉴》

《明医杂著》

《万病回春》

《慎柔五书》

《内经知要》

《医宗金鉴》

《石室秘录》

《医学源流论》

《兰台轨范》

《杂病源流犀烛》

《古今医案按》

《笔花医镜》

《类证治裁》

《医林改错》

《血证论》

《名医类案》

《医学衷中参西录》

《丁甘仁医案》

四、各科著作

（一）内科

《金匮钩玄》

《秘传证治要诀及类方》

《医宗必读》

《医学心悟》

《证治汇补》

《医门法律》

《张氏医通》

《张聿青医案》

《临证指南医案》

《症因脉治》

《医学入门》

《先醒斋医学广笔记》

《温疫论》

《温热论》

《湿热论》

《串雅内外编》

《医醇剩义》

《时病论》

（二）外科

《外科精义》

《外科发挥》

《外科正宗》

《外科证治全生集》

《疡科心得集》

（三）妇科

《经效产宝》

《妇人大全良方》

《女科经纶》

《傅青主女科》

《竹林寺女科秘传》

《济阴纲目》

《女科辑要》

（四）儿科

《小儿药证直诀》

《活幼心书》

《幼科发挥》

《幼幼集成》

（五）眼科

《秘传眼科龙木论》

《审视瑶函》

《银海精微》

《目经大成》

《眼科金镜》

（六）耳鼻喉科

《重楼玉钥》

《口齿类要》

《喉科秘诀》

（七）针灸科

《针灸甲乙经》

《针灸资生经》

《针经摘英集》

《针灸大成》

《针灸聚英》

（八）骨伤科

《永类钤方》

《仙授理伤续断秘方》

《世医得效方》

《正体类要》

《伤科汇纂》

《厘正按摩要术》

（九）养生

《寿亲养老新书》

《遵生八笺》

《老老恒言》

五、方药类著作

《太平惠民和剂局方》

《医方考》

《本草原始》

《医方集解》

《本草备要》

《得配本草》

《成方切用》

《时方妙用》

《验方新编》

人民卫生出版社

2007 年 3 月

序

　　中医药学是具有中国特色的生命科学,是科学与人文融合得比较好的学科,在人才培养方面,只要遵循中医药学自身发展的规律,只要把中医理论知识的深厚积淀与临床经验的活用有机的结合起来,就能培养出优秀的中医临床人才。

　　近百余年西学东渐,再加上当今市场经济价值取向的作用,使得一些中医师诊治疾病,常以西药打头阵,中药作陪衬,不论病情是否需要,一概是中药加西药。更有甚者不切脉、不辨证,凡遇炎症均以解毒消炎处理,如此失去了中医理论对诊疗实践的指导,则不可能培养出合格的中医临床人才。对此,中医学界许多有识之士颇感忧虑而痛心疾首。中医中药人才的培养,从国家社会的需求出发,应该在多种模式多个层面展开。当务之急是创造良好的育人环境。要倡导求真求异,学术民主的学风。国家中医药管理局设立了培育名医的研修项目,首先是参师襄诊,拜名师制订好读书计划,因人因材施教,务求实效。论其共性则需重视"悟性"的提高,医理与易理相通,重视易经相关理论的学习;还有文献学、逻辑学,生命科学原理与生物信息学等知识的学习运用。"悟性"主要体现在联系临床,提高思想思考思辩的能力,破解疑难病例获取疗效。再者是熟读一本临证案头书,研修项目精选的书目可以任选,作为读经典医籍研修晋阶保底的基本功。第二是诊疗环境,我建议城市与乡村、医院与诊所、病房与门诊可以兼顾,总以多临证多研讨为主。若参师三五位以上,年诊千例以上,

1

必有上乘学问。第三是求真务实，"读经典做临床"关键在"做"字上苦下功夫，敢于置疑而后验证、诠释进而创新，诠证创新自然寓于继承之中。

中医治学当溯本求源，古为今用，继承是基础，创新是归宿，认真继承中医经典理论与临床诊疗经验，做到中医不能丢，进而才是中医现代化的实施。厚积薄发、厚今薄古为治学常理。所谓勤求古训、融汇新知，即是运用科学的临床思维方法，将理论与实践紧密联系，以显著的疗效、诠释、求证前贤的理论，寓继承之中求创新发展，从理论层面阐发古人前贤之未备，以推进中医学科的进步。

综观古往今来贤哲名医均是熟谙经典，勤于临证，发遑古义，创立新说者。通常所言的"学术思想"应是高层次的成就，是锲而不舍长期坚持"读经典做临床"在取得若干鲜活的诊疗经验的基础上，应是学术闪光点凝聚提炼出的精华。笔者以弘扬中医学学科的学术思想为己任而决不敢言自己有什么学术思想，因为学术思想一定要具备有创新思维与创新成果，当然是在继承为基础上的创新；学术思想必有理论内涵指导临床实践，能以提高防治水平；再者学术思想不应是一病一证一法一方的诊治经验与心得体会。如金元大家刘完素著有《素问玄机原病式》，自述"法之与术，悉出《内经》之玄机"，于刻苦钻研运气学说之后，倡"六气皆从火化"，阐发火热病证脉治，创立脏腑六气病机、玄府气液理论。其学术思想至今仍能指导温热、瘟疫的防治。非典型传染性肺炎（SARS）流行时，运用玄府气液理论分析证候病机，确立治则治法，遣药组方获取疗效，应对突发公共卫生事件造福群众。毋庸置疑刘完素是"读经典做临床"的楷模，而学习历史，凡成中医大家名师者基本如此，即使当今名医具有卓越学术思想者，亦无例外，因为经典医籍所提供的科学原理至今仍是维护健康防治疾病的准则，至今仍葆其青春，因此"读经典做临床"具有重要的现实意义。

值得指出，培养临床中坚骨干人才，造就学科领军人物是当务之急。在需要强化"读经典做临床"的同时，以唯物主义史观学习易经易道易图,与文、史、哲,逻辑学交叉渗透融合,提高"悟性"指导诊疗工作。面对新世纪东学西渐是另一股潮流,国外学者研究老聃、孔丘、朱熹、沈括之学,以应对技术高速发展与理论相对滞后的矛盾日趋突出的现状。譬如老聃是中国宇宙论的开拓者,惠施则注重宇宙中一般事物的观察。他解释宇宙为总包一切之"大一"与极微无内之"小一"构成,大而无外小而无内,大一寓有小一,小一中又涵有大一,两者相兼容而为用。如此见解不仅对中医学术研究具有指导作用,对宏观生物学与分子生物学的链接,纳入到系统复杂科学的领域至关重要。近日有学者撰文讨论自我感受的主观症状对医学的贡献和医师参照的意义;有学者从分子水平寻求直接调节整体功能的物质,而突破靶细胞的发病机制;有医生运用助阳化气,通利小便的方药能同时改善胃肠症状治疗幽门螺杆菌引起的胃炎,还有医生使用中成药治疗老年良性前列腺增生,运用非线性方法,优化观察指标,不把增生前列腺的直径作为惟一的"金"指标,用综合量表评价疗效而获得认许,这就是中医的思维,要坚定地走中国人自己的路。

　　人民卫生出版社为了落实国家中医药管理局设立的培育名医的研修项目,先从研修项目中精选 70 余种陆续刊行,为进一步扩大视野,续增的品种也是备受历代医家推崇的中医经典著作,为我们学习提供了便利条件,只要我们"博学之,审问之,慎思之,明辩之,笃行之",就会学有所得、学有所长、学有所进、学有所成。治经典之学要落脚临床,实实在在去"做",切忌坐而论道,应端正学风,尊重参师,教学相长,使自己成为中医界骨干人才。名医不是自封的,需要同行认可,而社会认可更为重要。让我们互相勉励,为中国中医名医战略实施取得实效多做有益的工作。

王永炎

2007 年 3 月 5 日

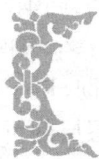

导　读

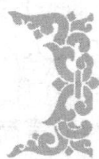

　　明代著名医家李中梓所撰《内经知要》是一部节选注释《内经》的著作，选文精，分类简，阐理明，是初学《内经》的必读之书。

一、《内经知要》与作者

　　李中梓(1588～1655)，字士材，号念莪，又号尽凡居士，江苏南汇(今上海市南汇县)人。明代兵部主事李尚衮之子。早年习举业，为诸生，有文名。后因体弱多病，自学岐黄之术，由儒转医，勤求古训，博采众方，遍究中医古籍及金元四大家诸书，颇有心得，受张仲景、张元素学说影响尤深。从医数十年，临证多获奇效，以医名著称。与王肯堂、施笠泽、秦昌遇、喻嘉言等名医交往甚密。明代著名医家王肯堂，年八十岁患脾泄，延中梓诊视，中梓曰："公体肥多痰，愈补愈滞，法宜用迅利药涤之。"乃用巴豆霜，下痰涎数升而愈，神效如此。学术以平正不偏见长，著作甚多，颇有益于初学。除撰有《内经知要》二卷外，还著有《医宗必读》十卷、《药性解》二卷、《伤寒括要》三卷、《颐生微论》四卷、《诊家正眼》二卷、《本草通玄》二卷、《病机沙篆》一卷等。

　　李氏根据自身学医的体会，认为《内经》乃医学之渊薮，理奥趣深，非一般医家所能解，且卷帙浩繁不易卒读。于是精选《内经》重要篇章条文，依据其理论体系重新编次，分为 8 类，以己见为主，参考杨上善、王冰、滑寿、张景岳等人的注释，逐条详释《内经》原文,于明崇祯十五年(1642)编成《内经知要》。全书分上下两卷,上卷论述道生、阴阳、色诊、脉诊、藏象,下卷论述经络、治则、病能(病态),共8篇,每篇末加按语,画龙点睛,归纳小结。分类虽简,却将人体生理、病理、经络、诊断、治疗、养生等医学理论涵盖殆尽。注释文字,立论审慎而平正,说理透彻,切于临床,常能由博反约,言简意赅。于玄奥难通之处,则能层层剖析,发其余蕴。全书具有选文精,分类简,阐理明的特点,在《内经》节注本中享有盛誉,为初学《内经》者必读之书。后经清代名医薛生白精校加按予以重刊,流行甚广。

二、主要学术特点及对临床的指导意义

1. 主要学术特点

(1) 节选精要:李氏在深入研读理解《内经》的基础上,由博返约,删繁就简,节选重要条文,实属不易。正如李氏按语中所说:"《素问》《灵枢》各九卷,何字非尊生之诀?"薛氏序言中称赞其"至简至要,方便时师不及,用功于鸡声灯影者,亦可以稍有准则于其胸中也。"

(2) 分类得当:李氏将节录《内经》之条文重新分为道生、阴阳、色诊、脉诊、藏象、经络、治则、病能(病态)8类,便于读者对经文的理解和掌握,尤其是新分类与临床结合更加紧密,促进了《内经》的普及。

(3) 注释明晰:作者学识渊博,广征各家论述,间或阐发己见,深入浅出,层层剖析,说理透彻,便于读者对经文的理解。例如注释"饵舌下津"时,引《仙经》言:"气是添年药,津为续命芝,世上漫忙兼漫走,不知求我更求谁?"《悟真篇》言:"咽津纳气是人行,有药方能造化生,炉内若无真种子,犹将水火煮空铛。"又如对魂、魄、意、志、思、虑、智的注释则是层层递进,分步阐明。

2. 临床指导意义

《黄帝内经》简称《内经》,原为18卷,即《素问》和《针经》(唐以后称为《灵枢》)各9卷,是现存最早的中医基础理论著作。全

书注重整体观念,既强调人体本身是一整体,又强调人与自然环境密切相关,运用阴阳五行学说解释生理、病理现象,指导诊断与治疗,全面总结了秦汉以前的医学成就,是中医学理论基础的奠基经典著作。其中有关阴阳、脏腑、经络、诊断、治则等方面的论述,是临床实践的重要法则,至今仍在指导中医临床实践。李氏从实用角度出发,将《内经》原文节录为道生、阴阳、色诊、脉诊、藏象、经络、治则、病能(病态)8篇,均与临证实践密切相关,加上深入浅出的注解,尤其便于初学者理解和应用,对临床疾病的诊疗也有重要指导意义。

三、如何学习应用《内经知要》

1. 学习方法

对照《内经》原文。由于节选的原因,书中个别文字与《内经》原文有出入,有些条文出处不准确,阅读时应该对照《内经》原文,避免因文字不同导致理解方面的偏差。

参考他人注释。历代医家注释《内经》者数不胜数,其中许多经典注文,与《内经》原文同时广泛流传,不可不读。例如《黄帝内经素问》王冰注:"壮水之主,以制阳光;益火之源,以消阴翳。"阅读时参考他人注释,有助于开阔视野,解放思维,不囿于一家之言。清代张志聪等人编撰的《黄帝内经素问集注》、《黄帝内经灵枢集注》等,汇集了前贤经典注释;当代也有许多关于《内经》经文注释的文章和著作,均可以辅助学习。

对《内经知要》的注释。清代钱荣光撰《内经知要讲义》,对《内经知要》予以注释,融会前贤精论,附以个人见解,补充不足。当代秦伯未编《内经知要浅解》,对《内经知要》各篇予以解题,概括要领,于条文下增加体会、应用、补充等项,对经文本旨作更详细的注释和义理发挥。阅读这些《内经知要》的注释著作,对学习《内经知要》大有裨益。

理论联系临床。学习中医理论的目的是要用理论指导实践,最终为临床实践服务。应该结合临床需求,带着问题有针对性地学习。

2. 学习重点

虽然《内经知要》已经是节选本，仍然可以从中选取重点条文阅读，即所谓重中之重。可以在全书 8 类内容中，按类选取部分条文，主要选择与临床实践密切相关的内容。中医药高等院校《内经》教材选录的原文均为重要原文，可参考。

李氏注文，多引用前贤观点，也有很多是李氏独到见解，包括对《内经》原文的评价，是为本书特色之处，应该认真阅读。例如对"邪气盛则实，精气夺则虚"的评价："此二语为医宗之纲领，万世之准绳。其言若浅而易明，其旨实深而难究。"

每篇末尾处以"愚按"为标题加李氏按语，寥寥数语，言简意赅，对每篇内容归纳小结，指明要点，实属画龙点睛之笔。例如关于"病能"的按语："人之有病，犹树之有蠹也；病之有能，犹蠹之所在也。不知蠹之所在，遍树而斫之，蠹未必除而树先槁矣。不知病之所在，广络而治之，病未必去而命先尽矣。"诚为经典之论。

3. 注意事项

关于"七损八益"的解释。《素问·阴阳应象大论》："能知七损八益，则二者可调；不知用此，则早衰之节也。"《内经》中对"七损八益"没有明确的解释，历代医家的相关注释见仁见智，颇有分歧。李氏注解为："二者，阴阳也。七为少阳之数，八为少阴之数。七损者，阳消也；八益者，阴长也。"1973 年长沙马王堆三号汉墓出土竹简《天下至道谈》，对七损八益有明确的解释。该书原文如下："气有八益，又有七损。不能用八益、去七损，则行年四十而阴气自半也，五十而起居衰，六十而耳目不聪明，七十下枯上脱，阴气不用，唾泣流出。……八益：一曰治气，二曰致沫，三曰知时，四曰蓄气，五曰和沫，六曰积气，七曰待盈，八曰定倾。七损：一曰闭，二曰泄，三曰竭，四曰勿，五曰烦，六曰绝，七曰费。"该书"七损"是指性生活中对身体有损害的七种现象，"八益"则是指性生活中对身体有益的八种措施。此种论述与《内经》原文基本吻合,应成定论。但是,目前学术界对"七损八益"解释仍然争论不休,相当一部分人否定《内经》中"七损八益"即是房中术的观点。

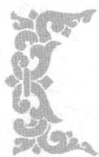

整理说明

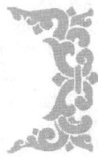

　　明代著名医家李中梓所撰《内经知要》是一部节注《内经》的著作。成书于明崇祯十五年（1642），在《内经》节注本中极负盛名。后经清代名医薛雪精校加按予以重刊，流行甚广。现存主要版本有：明刻本、日本宽文二年壬寅（1662）武村市兵卫刻本、乾隆二十九年甲申（1764）扫叶山房刻本、清道光五年乙酉（1885）太邑赵道南校刻本、清咸丰十年庚申（1860）抄本，以及清光绪年间多种刻本等。

　　本次整理选用乾隆二十九年甲申（1764）扫叶山房刻本为底本，清光绪九年（1883）刻本为校本，个别文字依校本改正，不出注。

　　原书竖排改为横排，繁体字、异体字均改为通行简化字，不出注。

　　原书表示上下之意的"右"字，直接改为"上"字，不出注。

　　书中一些通假字、古今字，如"脏腑"作"藏府"、"早"作"蚤"、"泻"作"写"，"版"作"板"，"拇"作"母"等，直接改为通行规范字，不出注。

　　原书无目录，今据正文增补，在此说明。

序

古云：为人子者，不可以不知医。此言似乎专指孝友中之一端而言之者也。何也？夫人之禀体，毋论其他，六淫戕其外，七情贼其中，苟不知节，鲜不病且殆也。为人子者，可以父母、伯叔、兄弟、妻子及诸眷属付之庸医之手乎？故不可不自知之。然知之为知之则可，若强不知以为知，不如无知。从来偾事皆属一知半解之流，而不知奴隶之夫、乳臭之子，一朝而苟得权势，侥幸而世拥多资，便肆其骄慢之气，役医如吏，藐医如工。家有病人，遂促其调治，并以生死之权责成之。初不闻扁鹊有云：臣能使之起，不能使之复生乎？在医者亦不思往古分医为十四科，使其各治一科为专科，志在济人。今则率皆相习成风，趋炎奔竞，其志不过啖名谋食而已，岂不卑哉！要知此道之源，出自轩皇君臣，以羲皇一画之旨，终日详论世人疾病之所以然，垂教天下后世以治法之所当然。而药物则又出乎炎帝，躬行阅历，察四时山川水土之宜，考五金八石之性，尝水陆草木之味，以定其有毒无毒、寒热温平、攻补缓急之用。相传各有遗书，轩皇者曰《素问》、曰《灵枢》，炎帝者曰《本草》。《素问》自王冰注后，嗣出者不下数十余家。《本草》自陶氏《别录》外，历代以来何止汗牛充栋。无奈时师心喜置身于时路，茫茫然朝值衙门，退候缙绅，第应乡党。惟恐一人不悦，则谤端百出，飞祸无穷，所以无日不卑躬屈节，寝食俱废，岂有余力孳孳于诵读者哉！以故卷帙繁多，如李时珍、张介宾之所集，罔弗望涯而退，奚能念及此言似乎专指孝友中之一端而发者。扪心惝恍，务必旁通一贯，由亲亲而兼及于仁民耶。余久遭老懒，自丙子岁后，竟作退院老僧，绝口不谈此道矣。一日偶然忆及云间李念莪先生所辑诸书，惟《内经知要》比余向日所辑《医经原旨》，尤觉近人。以其仅得上下两卷，至简至要，方便时师之不及，用功于鸡声灯影者，亦可以稍有准则于其胸中也。叩之书贾，佥云其板已没久矣，遂嗾余为之重刊。惜乎书可补读，理可渐明，其如笼中药物，悉非古之道地所产及时采取者矣。医岂易知而易为者哉？然亦不可不知者也。

乾隆甲申夏日牧牛老朽薛雪书时年八十又四

10

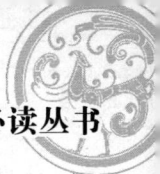

目录

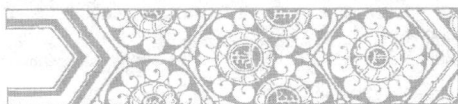

卷上

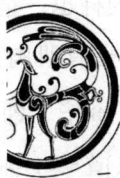

云间李念莪先生　原辑
河东薛生白校正　重刊

道　生

上古天真论曰：夫上古圣人之教下也，皆谓之虚邪贼风，避之有时教下者，教民避害也。风从冲后来者，伤人者也，谓之虚邪贼风。如月建在子，风从南来，对冲之火反胜也；月建在卯，风从西来，对冲之金克木也；月建在午，风从北来，对冲之水克火也；月建在酉，风从东来，对冲之木反胜也。必审其方，随时令而避之也，恬憺虚无，真气从之，精神内守，病安从来恬者，内无所营。憺者，外无所逐。虚无者，虚极静笃，即恬憺之极，臻于自然也。真气从之者，曹真人所谓神是性兮气是命，神不外弛气自定。张虚静曰：神一出便收来，神返身中气自回。又曰：人能常清静，天地悉皆归，真一之气，皆来从我矣。精无妄伤，神无妄动，故曰内守。如是之人，邪岂能犯，病安从生乎？

有真人者，提挈天地，把握阴阳，呼吸精气，独立守神，肌肉若一真，天真也。不假修为，故曰真人；心同太极，德契

1

两仪。提挈,把握也。全真之人,呼接天根,吸接地脉,精化为气也。独立守神,气化为神也。精气皆化,独有神存,故曰独立。肌肉若一者,神还虚无,虽有肌肉而体同虚空也。仙家所谓抱元守一。又曰:了得一,万事毕。即形与神俱之义也,**故能寿敝天地,无有终时,**此其道生天地有质,劫满必敝。真人之寿,前乎无始,后乎无终,天地有敝,吾寿无终矣。此非恋于形生,盖形神俱微妙,与道合真,故曰此其道生者,明非形生也。

有至人者,淳德全道,和于阴阳,调于四时至者,以修为而至者也。淳者,厚也。德厚道全,不忒于阴阳,不逆于四时,庶几奉若天时者矣,**去世离俗,积精全神**去世离俗,藏形隐迹也。积精全神者,炼精化气,炼气化神也,**游行天地之间,视听八远之外**全神之后,便能出隐显之神,故游行天地之间;尘纷不乱,便能彻耳目之障,故视听八远之外,此盖益其寿命而强者也,亦归于真人前之真人,则曰道生;此言至人,则曰寿命、曰强,但能全形而已。亦归于真人者,言若能炼神还虚,亦可同于真人,此全以修为而至者也。

有圣人者,处天地之和,从八风之理圣者,大而化之,亦人中之超类者,与天地合德,四时合序,故能处天地之和,而气赖以养,从八风之理,而邪弗能伤也。八风者,《灵枢·九宫八风》篇云:风从所居之乡来者为实风,主生长,养万物;从其冲后来者为虚风,伤人者也,主杀主害;从南方来,名曰大弱风;从西南方来,名曰谋风;从西方来,名曰刚风;从西北方来,名曰折风;从北方来,名曰大刚风;从东北方来,名曰凶风;从东方来,名曰婴儿风;

从东南方来,名曰弱风,适嗜欲于世俗之间,无恚嗔之心,行不欲离于世,被服章,举不欲观于俗饮食有节,起居有常,适嗜欲也。摄情归性,无恚嗔也。和光混俗,不离世也。被服章者,皋陶谟曰:天命有德,五服五章哉。圣人之心,不磷不淄,虽和光混俗,而未尝观效于俗也,外不劳形于事,内无思想之患,以恬愉为务,以自得为功,形体不敝,精神不散,亦可以百数外不劳形则身安,内无思想则神静。恬愉者,调服七情也。自得者,素位而行,无入不自得也。如是者,形不受贼,精神不越,而寿可百矣。

有贤人者,法则天地,象似日月,辨列星辰,逆从阴阳,分别四时贤人者,精于医道者也。法天地阴阳之理,行针砭药石之术。智者能调五脏,斯人是已,将从上古,合同于道,亦可使益寿而有极时将从者,有志慕古,未能与之同其归也。合同于道者,医道通仙道也。调摄营卫,培益本元,勿干天地之和,自无夭札之患,故曰亦可益寿。亦者,次别上文之圣人也。有极时者,天癸数穷,形体衰惫,针砭药饵无可致力矣。真人者,无为而成;至人者,有为而至。圣人治未病,贤人治已病,修诣虽殊,尊生则一也。按有物浑成,先天地生,强名曰道,无迹象之可泥,岂形质之能几。白玉蟾所以有四大一身皆属阴,不知何物是阳精之说也。返本还元,湛然常寂,名之曰道。积精全神,益寿强命,名之曰术。《文始经》云忘精神而超生,见精神而久生是也。忘精神者,虚极静笃,精自然化气,气自然化神,神自然还虚也。见精神者,虚静以为本,火符以为用,炼精成气,炼气成神,炼神还虚也。

嗟！吾人处不停之运，操必化之躯，生寄死归，谁其获免？贪求者忘殆，自弃者失时。即有一二盲修瞎炼，皆以身内为工夫，独不闻《胎息经》云：胎从伏气中结，气从有胎中息，气入身来谓之生，神去离形谓之死，知神气者可以长生。气有先天后天之别，后天者，呼吸往来之气也；先天者，无形无象，生天生地，生人生物者也。康节云：乾遇巽时观月窟，地逢雷处见天根，天根月窟间来往，三十六宫都是春。真既醉于先天之说也。惜乎下手无诀，讹传错教，妄以两目为月窟，阳事为天根，令人捧腹。若得诀行持，不过一时辰许，先天祖气忽然来归，鼻管如迎风之状，不假呼吸施为，不事闭气数息，特须一言抉破，可以万古长存。若非福分深长，鲜不闻而起谤，甚有俗医笑其迂妄。不知医道通仙，自古记之，亦在乎人而已矣。

四气调神论曰：春三月，此谓发陈发，生发也。陈，敷陈也。发育万物，敷布寰区，故曰发陈。天地俱生，万物以荣敷和之纪，木德周行。俱生者，絪缊之气也。天地絪缊，万物化醇。荣者，显也，发也；夜卧早起，广步于庭此言在天主发生之令，在人须善养之方。夫人卧与阴俱，起与阳并，卧既夜矣，起复早焉，令阳多而阴少，以象春升之气也。广步者，动而不休，养阳之道也；被发缓形，以使志生被发者，舒在头之春气也。缓者，和缓以应令也。如是则神志调适，肖天气之生矣；生而勿杀，予而勿夺，赏而勿罚《尚书纬》曰：东方青帝，好生不贼。禹禁云：春三月，山林不登斧。管子云：解怨赦罪，皆所以奉发生之德也。此春气之应，养生之道也四时之令，春生夏长，秋收冬藏。以上诸则,乃养生气之道也。逆之则伤肝,夏为寒变,奉长者少逆者,不能如上养生之道也。奉者,禀承也。肝木旺于春,春逆其养则肝伤,而心火失其所奉,故当夏令火不足而水侮之,因为寒变。寒变者,变热为寒也。春生之气既逆,夏长之气不亦少乎。

夏三月,此谓蕃秀布叶曰蕃,吐华曰秀,万物亨嘉之会也。天地气交,万物华实即司天在泉,三四气之交。六元正纪大论所谓上下交互,气交主之是也。阳气生长于前,阴气收成于后,故万物华实;夜卧早起,毋厌于日卧起同于春令,亦养阳之物也。按荀子云:夏不宛暍,言当避赫曦之暍,毋为日所厌苦;**使志无怒,使华英成秀,使气得泄**,若所爱在外怒则气上,助火亢炎,故使志无怒,则生意畅遂,譬如华英渐至成秀也。气泄者,肤腠宣通,法畅遂之时令也。发舒之极,遍满乾坤,其用外而不内,人奉之以养生,故所爱若在外,不知正所以调其中也。**此夏气之应,养长之道也**。逆之则伤心,秋为痎疟,奉收者少夜卧以下皆顺夏令养长之道也,否则与令为逆,乘时秉政之心王不亦拂其性乎? 心伤则暑乘之,秋金收肃,暑邪内郁,必为痎疟。夏长既逆,则奉长气而秋收者少矣,冬至重病心火受伤,绵延至冬,则水来克火,病将重矣。

秋三月,此谓容平阴升阳降,大火西行,万物之容,至此平定,故曰容平。天气以急,地气以明风气劲疾曰急,物色清肃曰明;早卧早起,与鸡俱兴早卧以避初寒,早起以从新爽;**使志安宁,以缓秋刑**阳德日减,阴惨日增,故须神志安宁,以缓肃杀之气；收敛神气，使秋气平；无外其志，使肺气清。此秋气之应，养收之道也曰收敛，曰无外，皆秋气之应，养收之道。逆之则伤肺，冬为飧泄，奉藏者少肺金主秋，秋失其养，故伤肺。肺伤则肾失其主，故当冬令而为飧泄。飧泄者，水谷不分，肾主二便，失封藏之职故也。

冬三月，此谓闭藏阳气伏藏，闭塞成冬也。水冰地坼，无扰乎阳阴盛阳衰，君子固密，则不伤于寒，即无扰乎阳也；早卧晚起，必待日光所以避寒也，即养藏也；使志若伏若匿，若有私意，若已有得曰伏曰匿，曰私曰得，皆退藏于密，法闭藏之本也；去寒就温，无泄皮肤，使气亟夺去寒就温，所以养阳。无使泄夺，所以奉藏。真氏曰：闭藏不密，温无霜雪，则来年阳气无力，五谷不登。人身应天地，可不奉时耶。此冬气之应，养藏之道也。逆之则伤肾，春为痿厥，奉生者少水归冬旺，冬失所养，则肾伤而肝木失主。肝主筋，故当春令筋病为痿。冬不能藏，则阳虚为厥。冬藏既逆，承气而为春生者少矣。

天气，清静光明者也静当作净。清阳之气，净而不杂，天之体也；居上而不亢，下济而光明，天之用也。藏德不止，故不下也藏德者，藏其高明而不肯自以为高明也。不止者，健运不息也。惟藏而不止，虽下降而实不之下，曷尝损其居上之尊乎，故曰不下也。天明则日月不明，邪害空窍惟天藏德，不自为用，故日月显明以表造化。使天不藏德而自露其光明，则日月无以藉之生明。大明见者小明灭矣。此喻身中元本不藏，发皇于外，明中空而邪凑也。阳气者闭塞,地气者冒明天气自用,则孤阳上亢而闭塞乎阴气,地气隔绝而冒蔽乎光明矣。云雾不精,则上应白露不下地气上为云雾,天气下为雨露。上下否隔,则地气不升,而云雾不得输精于上;天气不降,而雨露不得施布于下。人身上焦如雾,膻中气化则通调水道,下输膀胱。气化不及州都,则水道不通,犹之白露不降矣。交通不表,万物命故不施,不施则名木多死独阳不生,独阴不成。若上下不交,则阴阳乖而生道息,不能表见于万物之命,故生化不施而名木多死。恶气不发,风雨不节,白露不下,则菀藁不荣恶气不发,浊气不散也。风雨不节,气候乖乱也。白露不下,阴精不降也,即不表不施之义也。菀藁不荣,言草木抑菀枯藁,不能发荣,即名木多死之义也。上文言天地不交,此则专言天气不降也。贼风数至,暴雨数起,天地四时不相保,与道相失,则未央绝灭阴阳不和,贼风暴雨,数为侵侮,生长收藏不保其常,失阴阳惨舒自然之道矣。央,中半也。未及中半而早已绝灭矣。惟圣人从之,故身无奇病,万物不失,生气不竭从之者,法天地四时也,存神葆真以从其藏德,勇猛精勤以从其不止,收视返听以从其不自明,通任会督以从其阴阳之升降,则合乎常经,尚安得有奇病?万物不失,与时偕行,生气满乾坤也。不竭者,无未央绝灭之患也。

愚按:四时者,阴阳之行也;刑德者,四时之合也。春凋秋荣,冬雷夏雪,刑德易节,贼气至而灾。夫德始于春,长于夏;刑始于秋,流于冬。刑德不失,四时如一。刑德离乡,时乃逆刑,故不知夫若天时,非尊生之典也。是以天真论曰调于四时,曰分别四时。

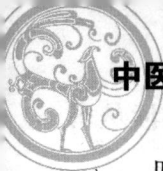

四气者,天地之恒经;调神者,修炼之要则。故春夏养阳,秋冬养阴,以从其根。根者,人本于天,天本于道,道本自然,此皆治未病之方,养生者所切亟也。

　　阴阳应象论曰:能知七损八益,则二者可调,不知用此,则早衰之节也二者,阴阳也。七为少阳之数,八为少阴之数。七损者,阳消也;八益者,阴长也。阴阳者,生杀之本始,生从乎阳,阳惧其消也;杀从乎阴,阴惧其长也。能知七损八益,察其消长之机,用其扶抑之术,则阳常盛而阴不乘,二者可以调和,常体春夏之令,永获少壮康强,是真把握阴阳者矣。不知用此,则未央而衰。用者,作用也。如复卦一阳生,圣人喜之,则曰不远复,无祗悔,元吉。垢卦一阴生,圣人谨之,则曰系于金柅,贞吉,有攸往,见凶,羸豕孚蹢躅,此即仙家进阳火、退阴符之妙用也。朱紫阳曰:老子言治人事天莫若啬。夫惟啬,是谓早服,早服是谓重积德。早服者,言能啬则不远,而复便在此也。重积德,言先有所积,而复养以啬,是又加积之也。此身未有所损,而又加以啬养,是谓早服而重积。若损而后养,仅足以补其所损,不得谓之重积矣。知此,则七阳将损,八阴将益,便早为之所;阳气不伤,阴用不张,庶调燮阴阳,造化在手之神用也。华元化曰:阳者生之本,阴者死之基。阴宜常损,阳宜常益,顺阳者生,顺阴者灭。数语可作七损八益注疏。年四十,而阴气自半也,起居衰矣二十为少阳,三十为壮阳。东垣云:行年五十以上,降气多而升气少。降者阴也,升者阳也。由是则四十之时,正升阳之气与降阴之气相半,阳胜阴则强,阴胜阳则衰,阴阳相半,衰兆见矣。年五十,体重,耳目不聪明矣阳气者，轻而善运；阴气者，重而难舒。五十阴盛，故体重也。阳主通达，阴主闭塞，故耳不聪；阳为显明，阴为幽暗，故目不明。**年六十，阴痿，气大衰，九窍不利，下虚上实，涕泣俱出矣**阳气大衰，所以阴痿也。九窍不利者，阳气不充，不能运化也。下虚者，少火虚也。上实者，阴乘阳也。涕泣俱出，阳衰不能摄也。**故曰：知之则强，不知则老**知七损八益而调之，则强；不知，则阴渐长而衰老。**故同出而异名耳**同出者，阴与阳也；异名者，强与老也。**智者察同，愚者察异**智者洞明阴阳之故，故曰察同。愚者徒知强老之形，故曰察异。**愚者不足，智者有余**。有余则耳目聪明，身体轻强，老者复壮，壮者益治愚者阴长，日就衰削，故不足；智者阳生，日居强盛，故有余。有余则聪明轻健，虽既老而复同于壮，壮者益治，即老子早服重积之说也。**是以圣人为无为之事，乐恬憺之能**无为者，自然之道也。恬憺者，清静之乐也。老子之无为而无不为，庄子之乐全得大是也，**从欲快志于虚无之守，故寿命无穷，与天地终**从欲者，如孔子之从心所欲也。快志，即《大学》之自慊也。至虚极，守静笃，虚无之守也。天下之受伤者，实也，有也，与虚无同体，不受坏矣。故寿命无穷，与天地终。**愚按**：阳者轻清而无象，阴者重浊而有形。长生之术必曰虚无，得全于阳也。故仙真之用在阴尽阳纯，仙真之号曰纯阳全阳，皆以阳为要也。《中和集》云：大修行人，分阴未尽则不仙；一切凡人，分阳未尽则不死。明乎此，而七损八益灼然不疑矣。

遗篇刺法论曰,肾有久病者,可以寅时面向南,净神不乱思,闭气不息七遍,以引颈咽气顺之,如咽甚硬物,如此七遍后,饵舌下津无数肾为水脏,以肺金为母,肺金主气。咽气者,母来顾子之法也。咽津者,同类相亲之道也。人生于寅,寅为阳旺之会,阳极于午,午为向明之方。神不乱思者,心似太虚,静定凝一也。闭气不息者,止其呼吸,气极则微微吐出,不令闻声。七遍者,阳数也。引颈者,伸之使直,气易下也。如咽甚硬物者,极力咽之,汨汨有声,以意用力送至丹田气海。气为水母,气足则精自旺也。饵舌下津者,为命门在两肾之间,上通心肺,开窍于舌下,以生津。古人制活字,从水从舌者,言舌水可以活人也。舌字从千从口,言千口水成活也。津与肾水,原是一家,咽归下极,重来相会,既济之道也。《仙经》曰:气是添年药,津为续命芝,世上漫忙兼漫走,不知求我更求谁。气为水母,水为命根,勤而行之,可以长生。《悟真篇》曰:咽津纳气是人行,有药方能造化生,炉内若无真种子,犹将水火煮空铛。此言虚极静笃,精养灵根气养神,真种子也。

愚按:《素问》、《灵枢》各九卷,何字非尊生之诀? 兹所摘者,不事百草而事守一,不尚九候而尚三奇。盖观天之道,执天之行,进百年为万古尊生之道,于是为大矣。因知不根于虚静者,即是邪术;不归于易简者,即是旁门。诚能于此精求,则道德五千,丹经五卷,岂复有余蕴哉!

阴　　阳

阴阳应象论曰:阴阳者,天地之道也太极动而生阳,静而生阴,天主于动,地主于静。《易》曰:一阴一阳之谓道。阴阳者,本道体以生;道者,由阴阳而显,**万物之纲纪**总之为纲,大德敦化也;纷之为纪,小德川流也,**变化之父母**《经》曰:物生谓之化,物极谓之变。《易》曰:在天成象,在地成形,变化见矣。朱子曰:变者化之渐,化者变之成。阴可变为阳,阳可变为阴,然变化虽多,靡不统于阴阳,故为父母,**生杀之本始**阴阳交则物生,阴阳隔则物死,阳来则物生,阴至则物死,万物之生杀,莫不以阴阳为本始也,**神明之府也**变化不测之谓神,品物流形之谓明。府者,言变化流形,皆从此出也。**治病必求于本**人之疾病,虽非一端,然而或属虚,或属实,或属寒,或属热,或在气,或在血,或在脏,或在腑,皆不外于阴阳,故知病变无穷,而阴阳为之本。《经》曰知其要者,一言而终是也。但明虚实,便别阴阳,然疑似之间大难剖别。如至虚有盛候,反泻含冤;大实有羸状,误补益疾;阴症似阳,清之者必败;阳症似阴,温之者必亡。气主煦之,血主濡之,气药有生血之功,血药无益气之理。病在腑而误攻其脏,谓之引贼入门;病在脏而误攻其腑,譬之隔靴搔痒。洞察阴阳,直穷病本,庶堪司命。若疑似之际,混而弗明,攻补之间,畏而弗敢,实实虚虚之祸尚忍言哉。

故**积阳为天,积阴为地。阴静阳躁**积者,汇萃之称也。合一切之属于阳者,莫不本乎天;合一切之属于阴者,莫不本乎地。阴主静,阳主躁,其性然也,**阳生阴长,阳杀阴藏**阳之和者为发育,阴之和者为成实,故曰阳生阴长,此阴阳之治也。阳之亢者为焦枯,阴之凝者为封闭,故曰阳杀阴藏,此阴阳之乱也。天元

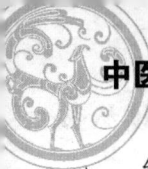

纪大论曰:天以阳生阴长,地以阳杀阴藏。夫天为阳,阳主于升,升则向生,故曰天以阳生阴长,阳中有阴也。地为阴,阴主于降,降则向死,故曰地以阳杀阴藏,阴中有阳也,此言岁纪也。上半年为阳升,天气主之,故春生夏长;下半年为阴降,地气主之,故秋收冬藏。阳不独立,得阴而后成,如发生赖于阳和,而长养由乎雨露,故曰阳生阴长。阴不自专,因阳而后行,如闭藏因于寒冽,而肃杀出乎风霜,故曰阳杀阴藏。按:三说俱通,故并存之。第二则本乎经文,尤为确当。愚意万物皆听命于阳,而阴特为之顺承者也。阳气生旺,则阴血赖以长养;阳气衰杀,则阴血无由和调,此阴从阳之至理也。**阳化气,阴成形**阳无形,故化气;阴有质,故成形。**寒极生热,热极生寒**冬寒之极,将生春夏之热,冬至以后,自复而之乾也。夏热之极,将生秋冬之寒,夏至以后,自垢而之坤也。

寒气生浊,热气生清寒属阴,故生浊。热属阳,故生清。清气在下,则生飧泄;浊气在上,则生膜胀清阳主升,阳陷于下而不能升,故为飧泄,完谷不化也。浊阴主降,阴逆于上而不能降,故为膜胀,胸膈胀满也。

清阳为天,浊阴为地,地气上为云,天气下为雨此以下明阴阳之升降,天人一理也。阴在下者为精,精即水也,精升则化为气,云因雨而出也。阳在上者为气,气即云也,气降即化为精,雨由云而生也。自下而上者,地交于天,故地气上为云。自上而下者,天交于地,故天气下为雨。就天地而言,谓之云雨;就人身而言,谓之精气。人身一小天地,讵不信然。

故清阳出上窍,浊阴出下窍上有七窍,耳目口鼻也。下有二窍,前阴、后阴也;清阳发腠理,浊阴走五脏;清阳实四肢,浊阴归六腑阳位乎外,阴位乎内,腠理四肢皆在外者,故清阳居之,五脏六腑皆在内者,故浊阴居之。

水为阴,火为阳水润下而寒,故为阴;火炎上而热,故为阳。炎上者,欲其下降;润下者,欲其上升,谓之水火交而成既济。火不制其上炎,水不禁其就下,谓之水火不交而成未济。肾者水也,水中生气,即真火也。心者火也,火中生液,即真水也。阴中有阳,阳中有阴,水火互藏,阴阳交体,此又不可不知者也;阳为气,阴为味;味归形,形归气气无形而升,故为阳;味有质而降,故为阴。味归形者,五味入口,生血成形也。形归气者,血皆依赖于气,气旺则自能生血,气伤而血因以败也;气归精,精归化气者,先天之元气与后天之谷气并而充身者也。肺金主之,金施气以生水,水即精也。精者,坎府之真铅,天一之最先也。精施则能化生,万化之本元也;精食气,形食味气为精母,味为形本。食者,子食母乳之义也;化生精,气生形万化之生必本于精,形质之生必本于气;味伤形,气伤精味本归形,味或不节,反伤形也。气本归精,气或不调,反伤精也;精化为气,气伤于味气本归精,气为精母。此云精化为气者,精亦能生气也。如不好色者,气因以旺也。水火互为之根,即上文天地云雨之义也。味不节则伤形,而气不免焉。如味过于酸,肝气以津,脾气乃绝之类。阴味出下窍,阳气出上窍味为阴,故下;气为阳,故上;味厚

内经知要

者为阴,薄为阴之阳;气厚者为阳,薄为阳之阴味属阴,味厚为纯阴,味薄为阴中之阳。气属阳,气厚为纯阳,气薄为阳中之阴。味厚则泄,薄则通;气薄则发泄,厚则发热阴味下行,味厚者能泄于下,味薄者能通利也。阳气上行,故气薄者能泄于表,气厚者能发热也。壮火之气衰,少火之气壮;壮火食气,气食少火;壮火散气,少火生气火者,阳气也。天非此火不能发育万物,人非此火不能生养命根,是以物生必本于阳。但阳和之火则生物,亢烈之火则害物,故火太过则气反衰,火和平则气乃壮。壮火散气,故云食气。少火生气,故云食火。阳气者,身中温暖之气也。此气绝,则身冷而毙矣。运行三焦,熟腐五谷,畴非真火之功,是以《内经》谆谆反复,欲人善养此火,但少则壮,壮则衰,特须善为调剂。世之善用苦寒、好行疏伐者,讵非岐黄之罪人哉。

阴胜则阳病,阳胜则阴病;阳胜则热,阴胜则寒阴阳和则得其平,一至有偏胜,病斯作矣;重寒则热,重热则寒阴阳之变,水极则似火,火极则似水,阳盛则隔阴,阴盛则隔阳,故有内真寒而外假热,内真热而外假寒之症。不察其变,妄轻投剂,如水益深,如火益热。虽有智者,莫可挽救矣;寒伤形,热伤气寒属阴,形亦属阴,故寒则形消也。热为阳,气亦为阳,故热则气散也;气伤痛,形伤肿气喜宣通,气伤则壅闭而不通,故痛。形为质象,形伤则稽留而不化,故肿。故先痛而后肿者,气伤形也;先肿而后痛者,形伤气也气先伤而后及于形,气伤为本,形伤为标也。形先伤而后及于气,形伤为本,气伤为标也。

喜怒伤气，寒暑伤形举喜怒而悲恐忧统之矣。内伤人情，如喜则气缓，怒则气上，悲则气消，恐则气下，忧则气结，故曰伤气。举寒暑而风湿燥统之矣。外伤天气，如风胜则动，热胜则肿，燥胜则干，寒胜则浮，湿胜则泻，故曰伤形。

天不足西北，故西北方阴也，而人右耳目不如左明也。地不满东南，故东南方阳也，而人左手足不如右强也天为阳，西北阴方，故天不足西北。地为阴，东南阳方，故地不满东南。日月星辰，天之四象，犹人之有耳目口鼻，故耳目之左明于右，以阳胜于东南也。水火金木，地之四体，犹人之有皮肉筋骨，故手足之右强于左，以阴强于西北也。

阳之汗，以天地之雨名之汗出从表，阳也，而本于阴水之属，故以天地之雨应之。雨虽属阴，非天之阳气降，则不雨也。知雨之义者，知汗之故矣；阳之气，以天地之疾风名之气为阳，阳胜则气逆喘急，如天地之疾风，阳气鼓动也。

金匮真言论曰：平旦至日中，天之阳，阳中之阳也；日中至黄昏，天之阳，阳中之阴也；合夜至鸡鸣，天之阴，阴中之阴也；鸡鸣至平旦，天之阴，阴中之阳也子、午、卯、酉，天之四正也。平旦至日中，自卯至午也；日中至黄昏，自午至酉也；合夜至鸡鸣，自酉至子也；鸡鸣至平旦，自子至卯也。以一日分四时，则子、午当二至，卯、酉当二分，日出为春，日中为夏，日入为秋，夜半为冬也。

夫言人之阴阳，则外为阳，内为阴以表里言；言人身之

15

阴阳,则背为阳,腹为阴以前后言;言人身之脏腑中阴阳,则脏者为阴,腑者为阳;肝、心、脾、肺、肾五脏皆为阴,胆、胃、大肠、小肠、膀胱、三焦六腑皆为阳五脏属里,藏精气而不泻,故为阴。六腑属表,传化物而不藏,故为阳。

故背为阳,阳中之阳,心也;背为阳,阳中之阴,肺也;腹为阴,阴中之阴,肾也;腹为阴,阴中之阳,肝也;腹为阴,阴中之至阴,脾也老子曰:负阴而抱阳,是以腹为阳、背为阴也。《内经》乃以背为阳、腹为阴,何也? 邵子曰:天之阳在南,故日处之;地之刚在北,故山处之。然则老子之说言天象也,《内经》之说言地象也。况阳经行于背,阴经行于腹,人身脏腑之形体,本为地象也。第考伏羲六十四卦方圆二图,其义显然。夫圆图象天,阳在东南,方图象地,阳在西北,可以洞然无疑矣。心肺为背之阳,肝脾肾为腹之阴,何也? 心肺在膈上,连近于背,故为背之二阳脏。肝脾肾在膈下,附近于腹,故为腹之三阴脏。然阳中又分阴阳者,心象人身之日,故为阳中阳;肺象人身之天,天体虽阳,色玄而不自明,包藏阴德,比之太阳有间,故肺为阳中之阴。阴中又分阴阳者,肾属水,故为阴中之阴,肝属木,故为阴中之阳;脾属坤土,故为阴中之至阴也。

生气通天论曰:阳气者,若天与日,失其所,则折寿而不彰。故天运当以日光明此明人生全赖乎阳气也。日不明则天为阴晦,阳不固则人为夭折,皆阳气之失所者,故天不自明,明在日月。月体本黑,得日乃明。此天运当以日光明也。太阳在午则为昼,而日丽中天,显有象之神明,离之阳在外也。太阳在子

16

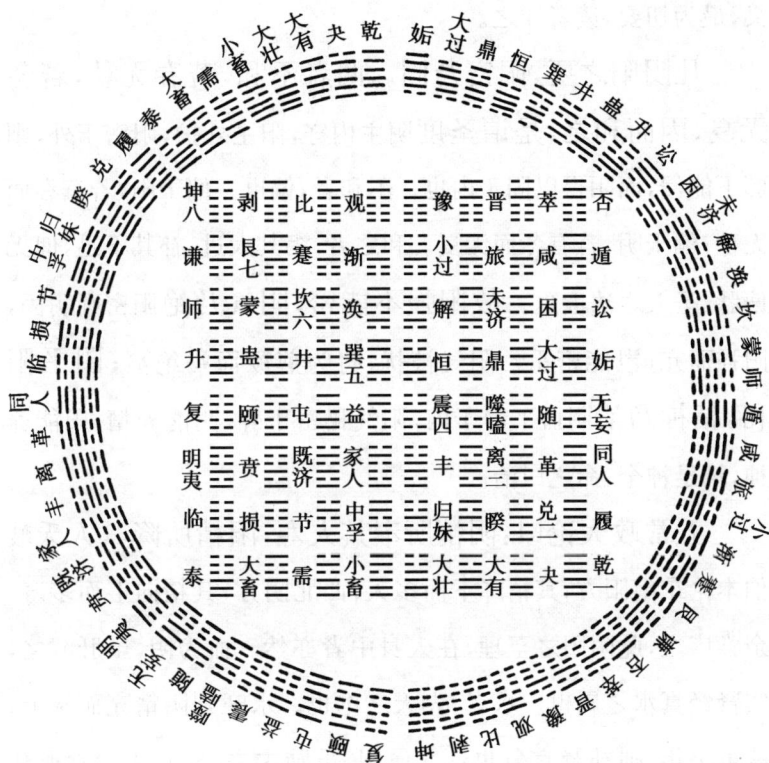

六十四卦方圆图

圆图象天,乾居东南,坤居西北。

方图象地,乾居西北,坤居东南。

坤八	剥	比	观	豫	晋	萃	否
谦	艮七	蹇	渐	小过	旅	咸	遁
师	蒙	坎六	涣	解	未济	困	讼
升	蛊	井	巽五	恒	鼎	大过	姤
复	颐	屯	益	震四	噬嗑	随	无妄
明夷	贲	既济	家人	丰	离三	革	同人
临	损	节	中孚	归妹	睽	兑二	履
泰	大畜	需	小畜	大壮	大有	夬	乾一

则为夜,而火伏水中,涵无形之元气,坎之阳在内也。天之运行,惟日为本,天无此日,则昼夜不分,四时失序,晦冥幽暗,万物不彰矣。在于人者,亦惟此阳气为要。苟无阳气,孰分清浊,孰布三焦,孰为呼吸,孰为运行,血何由生,食何由化,与天之无日等矣。欲保天年,其可得乎?《内经》一百六十二篇,惟此节发明天人大

义,最为切要,读者详之。

凡阴阳之要,阳密乃固。两者不和,若春无秋,若冬无夏,因而和之,是谓圣度阴主内守,阳主外护,阳密于外,则邪不能侵,而阴得以固于内也。不和者,偏也。偏于阳,若有春而无秋;偏于阴,若有冬而无夏。和之者,泻其太过,补其不足,俾无偏胜,圣人之法度也。故阳强不能密,阴气乃绝阳密则阴固,阳强而亢,岂能密乎?阴气被扰,将为煎厥而竭绝矣;阴平阳秘,精神乃治阴血平静于内,阳气秘密于外,阴能养精,阳能养神,精足神全,命之曰治。

五常政大论曰:阴精所奉其人寿,阳精所降其人夭岐伯本论东南阳方,其精降下而多夭;西北阴方,其精向上而多寿。余尝广之,此阴阳之至理,在人身中者亦然。血为阴,虽肝藏之,实肾经真水之属也。水者,先天之本也。水旺则阴精充而奉上,故可永年,则补肾宜急也。气属阳,虽肺主之,实脾土饮食所化也。土者,后天之本也。土衰则阳精败而下陷,故当夭折,则补脾宜亟也。先哲云:水为天一之元,土为万物之母,千古而下,独薛立斋深明此义,多以六味地黄丸壮水,为奉上之计,兼以补中益气汤扶土,为降下之防。盖洞窥升降之微,深达造化之旨者欤。

愚按:医经充栋,不越于阴阳。诚于体之脏腑腹背、上下表里,脉之左右尺寸、浮沉迟数,时令之春夏秋冬,岁运之南政北政,察阴阳之微而调其虚实,则万病之本咸归掌握,万卷之富只在寸中,不亦约而不漏,简而可据乎!

色　诊

脉要精微论曰：夫精明五色者，气之华也精明见于目，五色显于面，皆气之华也，言气而血在其中矣，赤欲如白裹朱，不欲如赭；白欲如鹅羽，不欲如盐；青欲如苍璧之泽，不欲如蓝；黄欲如罗裹雄黄，不欲如黄土；黑欲如重漆色，不欲如地苍五色之欲者，皆取其润泽。五色之不欲者，皆恶其枯槁也。五色精微象见矣，其寿不久也此皆五色精微之象也，凶兆既见，寿不久矣。夫精明者，所以视万物，别黑白，审长短，以长为短，以白为黑，如是则精衰矣脏腑之精气，皆上朝于目而为光明，故曰精明。若精明不能上奉，则颠倒错乱，岂能保其生耶。

《灵枢·五色》篇曰：明堂者鼻也，阙者眉间也，庭者颜也，蕃者颊侧也，蔽者耳门也。其间欲方大，去之十步，皆见于外，如是者寿必中百岁庭者，天庭也，俗名额角。蕃蔽者，屏蔽四旁也。十步之外而部位显然，则方大可知，故寿可百岁也。

明堂骨高以起，平以直，五脏次于中央，六腑挟其两侧，首面上于阙庭，王宫在于下极，五脏安于胸中，真色以致，病色不见，明堂润泽以清五脏之候皆在中央，六腑之候皆在四旁。次者，居也。挟者，附也。下极，居两目之中，心之部也。

心为君主,故称王宫。若五脏安和,正色自显,明堂必清润也。**五色之见也,各出其色部。部骨陷者,必不免于病矣。其色部乘袭者,虽病甚不死矣**五色之见,各有部位。若有一部骨弱陷下之处,则邪乘之而病。若色部虽有变见,但得彼此生王,有乘袭而无克贼者,病虽甚不死矣。**青黑为痛,黄赤为热,白为寒**此言五色之所主也。

其色粗以明,沉夭者为甚,其色上者病益甚,其色下行如云彻散者病方已粗者,明爽之义。沉夭者,晦滞之义。言色贵明爽,若晦滞者为病甚也。色上行者,浊气方升,故病甚。下行者,浊气已退,故病已。**五色各有脏部,有外部,有内部也。色从外部走内部者,其病从外走内;其色从内走外者,其病从内走外。病生于内者,先治其阴,后治其阳,反者益甚;其病生于阳者,先治其外,后治其内,反者益甚**五色各有脏部,言脏而腑在其中矣。外部者,六腑之表,六腑挟其两侧也,内部者,五脏之里,五脏次于中央也。凡病色先起外部,而后及内部者,其病自表入里,是外为本而内为标,当先治其外,后治其内。若先起内部,而后及外部者,其病自里出表,是阴为本而阳为标,当先治其阴,后治其阳。若反之者,皆为误治,病必转甚矣。

常候阙中,薄泽为风,冲浊为痹,在地为阙,此其常也,各以其色言其病阙中,眉间也,肺之部也。风病在阳,皮毛受之,故色薄而泽。痹病在阴,肉骨受之,故色冲而浊。厥逆为寒湿之变,病起于下,故色之先于地。地者,相家所谓地阁,即巨分巨屈之处也。

大气入于脏腑者,不病而卒死大气者,大邪之气也,如水色见于火部,火色见于金部之类。此元气大虚,贼邪已至,虽不病,必卒然而死矣。

赤色出两颧,大如拇指者,病虽小愈,必卒死。黑色出于庭,大如拇指,必不病而卒死形如拇指,最凶之色。赤者出于颧,颧者应在肩,亦为肺部,火色克金,病虽愈必卒死。天庭处于最高,黑者干之,是肾绝矣。虽不病,必卒死也。

庭者,首面也天庭处于最高,应首面之有疾。阙上者,咽喉也阙上者,眉心之上也,应咽喉之有疾。阙中者,肺也阙中者,正当两眉之中也,色见者,其应在肺。下极者,心也下极者,眉心之下也,相家谓之山根。心居肺下,故下极应心。直下者,肝也下极之下为鼻柱,相家谓之年寿。肝在心之下,故直下应肝。肝左者,胆也胆附于肝之短叶,故肝左应胆,而在年寿之左右也。下者,脾也年寿之下,相家谓之准头,亦名土星,木经谓之面王,又名明堂。准头居面之中央,故属土应脾。方上者,胃也准头两旁为方上,即迎香之上,鼻隧是也。相家谓之兰台廷尉,与胃为表里,脾居中而胃居外,故方上应胃。中央者,大肠也人中外五分迎香穴,大肠之应也,亦在面之中,故曰中央。挟大肠者,肾也挟大肠迎香穴者,颊之上也。四脏皆一,惟肾有两,四脏居腹,惟肾附脊,故四脏次于中央,而肾独应于两颊。当肾者,脐也肾与脐对,故当肾之下应脐。面王以上者,小肠也面王,鼻准也。小肠为腑,应挟两侧,故面王之上,两颧之内,小肠之应也。面王以下者,膀胱子处也面王以下者,人中也,乃膀胱子处之应。子处者,子宫也。凡人人中,平浅而无髭者,多主无子。妇人亦以人中深长者,善产育。此以上皆五脏六腑之应也。颧者,肩也此下皆言肢节之应也。颧为骨之本,居中部之上,故以应肩。颧后者,臂也臂接于肩,故颧后以应臂。臂下者,手也。目内眦上者,膺乳也目内眦上者,阙下两旁也。胸两旁高处为膺,膺乳者,应胸前也。挟绳而上者,背也颊之外曰绳,身之后曰背,故背应于挟绳之上。循牙车以下者,股也牙车,牙床也。牙车以下主下部,故以应股。中央者,膝也中央者,牙车之中央也。膝以下者,胫也。当胫以下者,足也胫次于膝,足接于胫,以次而下也。巨分者,股里也巨分者,口旁大纹处也。股里者,股之内侧也。巨阙者,膝膑也巨阙,颊下曲骨也。膝膑者,膝盖骨也。此盖统指膝部而言。

各有部分,有部分,用阴和阳,用阳和阴,当明部分,万举万当部分既明,阴阳不爽,阳亢则滋其阴,谓之用阴和阳。阴寒则补其火,谓之用阳和阴。故明部分而施治法,万举万当也。能别左右,是谓大道;男女异位,故曰阴阳,审察泽夭,谓之良工阳左阴右,左右者,阴阳之道路也,故能别左右,是为大道。男女异位者,男子左为逆、右为从,女子右为逆、左为从,故曰阴阳。阴阳既辨,然后审其色之润泽枯夭,以决死生,医之良也。

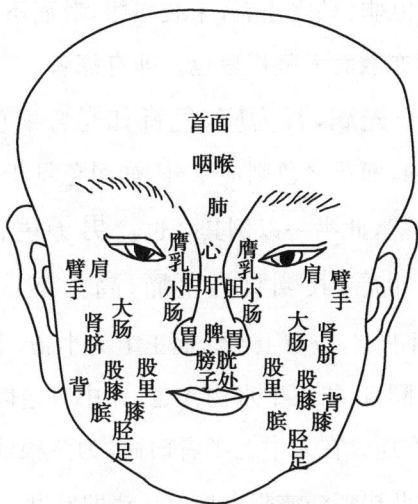

《灵枢》脏腑肢节应于面之图

沉浊为内,浮泽为外色之沉浊晦滞者为里,色之浮泽光明者为表;黄赤为风,青黑为痛,白为寒,黄而膏润为脓,赤甚者为血;痛甚为挛,寒甚为皮不仁凡五色之见于面者,可因是而测其病矣。痛甚即青黑之极也,寒甚即白之极也。五色各见其部,察其浮沉,以知浅深;察其泽夭,以观成败;察其散抟音团,以知远近;视色上下,以知病处色之浮者病浅,色之沉者病深;润泽者有成,枯夭者必败;散而不聚者病近,抟而不散者病远。上下者,即前脏腑肢节之见于面者也。

色明不粗,沉夭为甚;不明不泽,其病不甚粗者,显也。言色之光明不显,但见沉滞枯夭,病必甚也。若虽不明泽,而不至于沉夭者,病必不甚也。其色散,驹驹然未有聚,其病散而气痛,聚未成也驹,马之小者,未装鞍辔,散而不聚也。譬色之散而无定者,病亦散而无坚积聚也。即有痛者,不过因无形之气耳。肾乘心,心先病,肾为应,色皆如是肾乘心者,水邪克火也。心先病于内,而肾之色则应于外,如黑色见于下极是也。不惟心肾,诸脏皆然,此举一以例其余也。男子色在于面王,为小腹痛,下为卵痛,其圜直为茎痛,高为本,下为首,狐疝癀阴之属也面王上,应有上字。面王上为小肠,下为膀胱子处。卵者,睾丸也。圜直,指人中水沟穴也,人中有边圜而直者,故人中色见主阴茎作痛。在人中上半者曰高,为茎根痛,在人中下半者为茎头痛,凡此皆狐疝癀阴之病也。癀即癞也。女子在于面王,为膀胱子处之病,散为痛,抟为聚,方圆左右,各如其色形。其随而下至䏖为淫,有润如膏状,为暴食不洁面王下,宜有下字。面王下为人中,主膀胱子处。色散为痛,无形之气滞也。色抟为聚,有形之血凝也。积之或方或圆,或左或右,各如其外见之形。若其色从下行而至尾骶,则为浸淫带浊,有润如膏之物,此症多因暴食不洁所致。不洁犹言不节,非污秽之谓也。或多食冷物,或多食热物,一切非宜之物皆是也。

色者,青黑赤白黄,皆端满有别乡。别乡赤者,其色亦大如榆荚,在面为不日五色皆宜端满。端者,正色也。满者,充润也。别乡犹言它乡,即别部位也。如赤者心色,应见于两目之间,是其本乡。今见于面王,是别乡矣。不日者,不日而愈也。火色见于土位,是其相生之乡也。此举赤色为例,而五色缪见者,皆可类推矣。其色上锐,首空上向,下锐下向,在左右如法邪色之见,各有所向。其尖锐之处是乘虚所犯之方,故上锐者以首虚,故上向也。下锐亦然,其在左右者皆同此法。

五脏生成论曰:面黄目青,面黄目赤,面黄目白,面黄目黑者,皆不死黄者,中央土之正色。五行以土为本,胃气犹在,故不死也。面青目赤,面赤目白,面青目黑,面黑目白,面赤目青,皆死色中无黄,则胃气已绝,故皆死也。

愚按:望闻问切,谓之四诊,而望色居四诊之先,未有独凭一脉可以施疗者。《经》曰:切脉动静而视精明,察五色,观五脏有余不足,六腑强弱,形之盛衰,以此参伍,决死生之分。又曰:形气相得,谓之可治。色泽以浮,谓之易已。又曰:能合色脉,可以万全。仲景尝以明堂阙庭尽不见察,为世医咎。好古尝论治妇人不能行望色之神,为病家咎。则色固不要欤,而医顾可忽欤?

脉　　诊

脉要精微论曰:诊法常以平旦,阴气未动,阳气未散,饮食未进,经脉未盛,络脉调匀,气血未乱,乃可诊有过之脉人身营卫之气,昼则行于阳分,夜则行于阴分,至平旦皆会于寸口,故诊脉当以平旦为常也,阴气正平而未动,阳气将盛而未散,饮食未进,虚实易明,经脉未盛,络脉调匀,气血未常因动作而扰乱,乃可诊有过之脉。过者,病也。切脉动静而视精明,察五色,观五脏有余不足,六腑强弱,形之盛衰,以此参伍,决死生之分切者，切近也，手按近体也。切脉之动静，诊阴阳也；视目之精明，诊神气也。察五色以观脏腑之虚实，审形体以别病势之盛衰。以此数者，与脉参伍推求，则阴阳表里、虚实寒热自无遁状，可以决死生之分矣。不齐之谓参，剖其异而分之也。相类之谓伍，比其同而合之也。脉惟一端，诊有数法，此医家之要道也。

尺内两傍，则季胁也关前曰寸，关后曰尺。季胁，小肋也，在胁之下，为肾所近，故有季胁之下，皆尺内主之，尺外以候肾，尺里以候腹尺外，尺脉前半部也；尺里，尺脉后半部也。前以候阳，后以候阴，人身以背为阳，肾附于背，故外以候肾。腹为阴，故里以候腹，而大小肠、膀胱、命门皆在其中矣。诸部言左右，此独不分者，以两尺皆主乎肾。中附上，左外以候肝，内以候膈中附上者，言附尺之上而居乎中，即关部也。左外言左关之前半部。内者，言左关之后半部也。肝为阴中之阳，而亦附近于背，故外以候肝。内以候膈，举膈而中焦之膈膜、胆腑，皆在其中矣；右外以候胃，内以候脾右关前半候胃，右关后半候脾，脾胃皆处中州，而以表里言之，则胃为阳，脾为阴，故外以候胃，内以候脾。上附上，右外以候肺，内以候胸中上附上者，上而又上，则寸部也。五脏之位，肺处至高，故右寸前以候肺。右寸后以候胸中，言胸中而膈膜之上皆是矣；左外以候心，内以候膻中左寸之前以候心，左寸之后以候膻中。膻中者，即心胞络也。按：灵兰秘典有膻中而无胞络，以膻中为臣使之官，喜乐出焉。《灵枢》叙经脉，有胞络而无膻中，而曰动则喜笑不休，正与喜乐出焉之句相合。

夫喜笑属火之司,则知膻中与心应,即胞络之别名也。

平人气象论曰:人一呼脉再动,一吸脉亦再动,呼吸定息脉五动,闰以太息,命曰平人。平人者,不病也动,至也。一呼再动,一吸再动,一呼一吸合为一息,是一息四至也。呼吸定息脉五动者,当其闰以太息之时也。历家三岁一闰,五岁再闰,人应天道,故三息闰一太息,五息再闰一太息。太息者,长息也。此言平人无病之脉,当以四至为准。若五至便为太过,惟当闰以太息之时,故得五至。苟非太息,仍四至也。

人一呼脉一动,一吸脉一动,曰少气呼吸各一动,是一息二至也。二至为迟,迟主寒疾。夫气为阳,气虚则阳虚,故曰少气。人一呼脉三动,一吸脉三动而躁,尺热曰病温,尺不热、脉滑曰病风,脉涩曰痹呼吸各三动,是一息六至也。六至为数,躁者数之义也。尺热者,尺中六至也。病温犹言患热,非伤寒之温病也。左尺为水,而数则水涸而热也;右尺为火,而数则火炎而热也,故咸曰病温。尺不数而诸脉滑者,阳邪盛也,故当病风。涩为血凝气滞,故当病痹也。人一呼脉四动以上曰死,脉绝不至曰死,乍疏乍数曰死一呼四动,则一息八至矣,况以上乎,故知必死。脉绝不至,则营卫已绝。乍疏乍数,则气血溃乱,不死安待。

《灵枢·根结》篇曰:一日一夜五十营,以营五脏之精,不应数者,名曰狂生营者,运也。人之经脉运行于身者,一日一夜凡五十周,以运五脏之精。凡周身上下前后左右计二十七脉,共长十六丈二尺。人之宗气积于胸中,主呼吸而行经络,一呼气行三寸,一吸气行三寸,呼吸定息,脉行六寸。以一息六寸推之,则一昼一夜凡一万三千五百息,通计五十周于身,脉八百一十丈,其有太过不及,则不应此数矣。狂生者,妄生也,其生未可保也。所谓五十营者,五脏皆受气。持其脉口,数其至也五十营者,五脏所受之气。持寸口而数其至数,则虚实可考也。

五十动而不一代者,以为常也,以知五脏之期当作气。予之短期者,乍数乍疏也以为常者,经常之脉也,可因以知五脏之气也。若乍数乍疏,则阴阳乖乱,死期近矣。短者,近也。

三部九候论曰:独小者病,独大者病,独疾者病,独迟者病,独热者病,独寒者病,独陷下者病此言七诊之法也。独者,谓于三部九候之中,以其独异于诸部者,而推其病之所在也。

方盛衰论曰:形气有余,脉气不足,死;脉气有余,形气不足,生此言脉重于形气也。形气有余,外貌无恙也。脉气不足,内脏已伤也,故死。若形虽衰而脉未败,根本犹存,尚可活也。故三部九候论曰:形肉已脱,九候虽调,犹死。盖脱则大肉去尽,较之不足,殆有甚焉。脾主肌肉,肉脱者脾绝,决无生理。

脉要精微论曰:持脉有道,虚静为保虚者,心空而无杂想也。静者,身静而不喧动也。保而不失,此持脉之道也。春日浮,如鱼之游在波春阳虽动,而未全彰,故如鱼之游在波也;夏日在肤,泛泛乎万物有余夏气畅达,万物皆备而无亏欠也。泛泛,盛满之貌;秋日下肤,蛰虫将去秋金清肃,盛者渐敛,如蛰虫之将去而未去也;冬日在骨,蛰虫周密,君子居室冬令闭藏,沉伏在骨,如蛰畏寒,深居密处。君子法天时而居室,退藏于密也。故曰:知内者,按而纪之,知外者,终而始之。此六者,持脉之大法内言脏气,脏象有位,故可按而纪也。外言经气,经脉有序,故可终而始也。明此四时内外六法,则病之表里阴阳,皆可灼然明辨,故为持脉之大法。

玉机真脏论曰:春脉者,肝也,东方木也,万物之所以始生也。故其气来,软弱轻虚而滑,端直以长,故曰弦,反此者病端直以长,状如弓弦,则有力矣。然软弱轻虚而滑,则弦不至于太劲,宛然春和之象也。

其气来实而强,此谓太过,病在外;其气来不实而微,此谓不及,病在中实而强大,则不能软弱轻虚矣。不实而微,不能端直以长矣,皆弦脉之反也。故上文曰反此者病。外病多有余,内病多不足,大抵然也。

太过则令人善忘,忽忽眩冒而巅疾;其不及则令人胸痛引背,下则两胁胠满忘,当作怒。本神篇曰:肝虚则恐,实则怒。气交变大论曰:岁木太过,忽忽善怒,眩冒巅疾。眩者,目花也。冒者,神昏也。足厥阴之脉会于巅,贯膈布胁,故见症乃尔。

夏脉者,心也,南方火也,万物之所以盛长也,故其气来盛去衰,故曰钩,反此者病钩义如木之垂枝,即洪脉也。其来则盛,其去则衰,阳盛之象。

其气来盛去亦盛,此谓太过,病在外;其气来不盛去反盛,此谓不及,病在中来盛去盛,钩之过也。来不盛去反盛,钩之不及也。去反盛者,非强盛也。凡脉自骨出肤谓之来,自肤入骨谓之去。

太过则令人身热而肤痛,为浸淫;其不及则令人烦心,上见咳唾,下为气泄太过则阳有余而病在外,故身热肤痛。浸淫者,湿热之甚也。不及则君火衰而病在内,故为心不足而烦,火乘金而咳。气泄者,阳气下陷也。

秋脉者,肺也,西方金也,万物之所以收成也,故其气来轻虚以浮,来急去散,故曰浮,反此者病浮者,轻虚之别名也。来急去散,亦是状浮之象也,即毛也。

其气来毛而中央坚,两旁虚,此谓太过,病在外;其气来毛而微,此谓不及,病在中毛而有力为中央坚,毛而无力为微。

太过则令人逆气而背痛,愠愠然;其不及则令人喘,呼吸少气而咳,上气见血,下闻病音肺主气,故太过则气逆背痛。愠愠者,气郁貌。不及则气短而咳。气不归原,故上气。阴虚内损,故见血。下闻病音者,肠鸣泄气也。

冬脉者,肾也,北方水也,万物之所以合藏也,故其气来沉以搏,故曰营,反此者病营者,退藏于密之义也,即沉石之义也。

其气来如弹石者,此谓太过,病在外;其去如数者,此谓不及,病在中弹石者,坚强之象也。如数者,非真数也,言去之速也。

太过则令人解㑊,脊脉痛而少气不欲言,其不及则令人心悬如病饥,䏚中清,脊中痛,少腹满,小便变解者,懈怠而肢体不收也。㑊者,形迹困倦也。脊痛者,肾脉所过也。邪气太过,则正气少而不欲言矣,心肾不交,故心中如饥。䏚中者,季胁下空软处,肾之所居也。肾脉贯脊属肾络膀胱,故为脊痛、腹满、便变诸症。

脾脉者,土也,孤脏以灌四旁者也脾属土,土为万物之母,运行水谷,变化精微,以灌溉于南心北肾、东肝西肺,故曰四旁。孤脏者,位居中央,寄旺四时之末各十八日,四季共得七十二日。每季三月,各得九十日,于九十中除去十八日,则每季只七十二日,而为五行分旺之数,总之五七三百五,二五一十,共得三百六十日以成一岁也。

善者不可得见,恶者可见善者,脾之平脉也。脾何以无平脉可见乎?土无定位,亦无定象,古人强名之曰不浮不沉,不大不小,不疾不徐。意思欣欣,悠悠扬扬,难以名状。此数语者,未尝有定象可指、定形可见也。不可得见者,即难以名状也。恶者,即太过不及之病脉也。

其来如水之流者,此谓太过,病在外;如乌之喙者,此谓不及,病在中按平人气象论曰:坚锐如乌之喙,如水之流,故脾死。夫如乌之喙者,硬而不和,如水之流者,散而无纪,土德有惭,病在不治,即所谓恶者可见也。

平人气象论曰:夫平心脉来,累累如连珠,如循琅玕,曰心平,夏以胃气为本连珠、琅玕,喻其盛满温润,即微钩之义也,即胃气之脉也,故曰心平。病心脉来,喘喘连属,其中微曲,曰心病喘喘连属,急数之象也。其中微曲,钩多胃少之义也。死心脉来,前曲后居,如操带钩,曰心死前曲者,轻取之而坚大。后居者,重取之而牢实,如持革带金钩,而冲和之意失矣,故曰心死。

平肺脉来,厌厌聂聂,如落榆荚,曰肺平,秋以胃气为本厌厌聂聂,涩之象也。如落榆荚,毛之象也。轻浮和缓,为有胃气,此肺之平脉也。病肺脉来,不上不下,如循鸡羽,曰肺病不上不下,亦涩也。如循鸡羽,亦毛也,但毛多胃少,故曰肺病。死肺脉来,如物之浮,如风吹毛,曰肺死如物之浮,则无根矣。如风吹毛,则散乱矣。但毛无胃,故曰肺死。

平肝脉来,软弱招招,如揭长竿末梢,曰肝平,春以胃气为本招招,犹迢迢也。揭,高举也。高揭长竿,梢必和软,和缓弦长,弦而有胃气者也,为肝之平脉。病肝脉来,盈实而滑,如循长竿,曰肝病盈实而滑,弦之太过也。长竿无梢,则失其和缓之意,此弦多胃少,故曰肝病。死肝脉来,急益劲,如新张弓弦,曰肝死劲,强急也。新张弓弦,弦而太过,但弦无胃者也,故曰肝死。

平脾脉来,和柔相离,如鸡践地,曰脾平,长夏以胃气为本和柔者,悠悠扬扬也。相离者,不模糊也。如鸡践地,缓而不迫,胃气之妙也,是为脾平。病脾脉来,实而盈数,如鸡举足,曰脾病实而盈数,强急不和也。如鸡举足之象,此即弱多胃少,为脾之病。死脾脉来,锐坚如乌之喙,如鸟之距,如屋之漏,如水之流,曰脾死如乌之喙,硬也;如鸟之距,急也;如屋之漏,乱也;如水之流,散也。脾气已绝,见此必死。

平肾脉来,喘喘累累如钩,按之而坚,曰肾平,冬以胃气为本喘喘累累如钩,皆心脉之阳也,兼之沉石,则阴阳和平,肾脉之有胃气者。病肾脉来,如引葛,按之益坚,曰肾病引葛者,牵连蔓引也。按之益坚,石多胃少也。死肾脉来,发如夺索,辟辟如弹石,曰肾死索而曰夺,则互引而劲急矣。辟辟如弹石,但石无胃矣,肾死之诊也。

脉要精微论曰:夫脉者,血之府也营行脉中,故为血府。然行是血者,是气为之司也。逆顺篇曰:脉之盛衰者,所以候血气之虚实,则知此举一血而气在其中,即下文气治气病,义益见矣。长则气治,短则气病气足则脉长,气虚则脉短,数则烦心,大则病进心为丙丁之原,故数则烦心。邪盛则脉满,故大则病进,上盛则气高上盛者,寸脉盛也,气高者,火亢气逆也,下盛则气胀下盛者,关尺脉盛也。邪入于下,故为胀满,代则气衰,细则气少代脉见而气将绝,细脉见而气不充。曰衰,则少之甚者也,涩则心痛血凝气滞则脉涩,故主心痛,浑浑革至如涌泉,病进而色弊;绵绵其去如弦绝,死浑浑者,汹涌之貌。革脉之至,如皮革之坚急也。涌泉,状其盛满也。见此脉者,病渐增进而色夭不泽也。绵绵弦绝,则胃气绝无,真脏脉见,故死。

　　大奇论曰:脉至浮合,浮合如数,一息十至以上,是经气予不足也,微见九十日死此以下皆定死期也。浮合者,如浮波之合,后浪催前,泛泛无纪。如数者,似数而非数也。数太过为血热也,如数者血败也,浮合者气败也。一息十至以上,死期大迫。此云九十日者,误也,十字直衍。微见者,初见也。初见此脉,九日当死。脉至如火薪然,是心精之予夺也,草干而死脉如火然,是火旺过极之脉,心经之精气夺尽矣。夏令火旺,尚可强支,水令草干,阳尽而死矣。脉至如散叶,是肝气予虚也,木叶落而死散叶者,浮泛无根,肝气虚极也。木叶落则金旺而未绝,其死宜也。脉至如省客,省客者,脉塞而鼓,是肾气予不足也,悬去枣华而死省客,省问之客,时来时去者也。塞者,涩而代也。鼓者,坚且搏也。涩代为精败,坚搏为胃少,至于枣华吐,则土旺水衰立尽矣。脉至如泥丸,是胃精予不足也,榆荚落而死泥丸者,泥弹之状,动短之脉也,主胃中精气不足。榆荚至春深而落,木旺之时,土必败矣。脉至如横格,是胆予不足也,禾熟而死横格者,长大坚劲,木之真脏脉也,胆之衰败也。禾熟于秋,金王而木乃绝矣。脉至如弦缕,是胞精予不足也。病善言,下霜而死,不言,可治弦者,喻其劲急。缕者,喻其细小。胞者,心胞络也,舌为心苗,火动则善言。冬月飞霜,水来克火而死矣。不言则所伤犹浅,故可救也。脉至如交漆,交漆者,左右傍至也,微见三十日死交漆者,模糊而大,即泻漆之义也。左右傍至,大可知也。微者,初也,月令易而死期至矣。脉至如涌泉，浮鼓肌中，太阳气予不足也，少气，味韭英而死涌泉者，如泉之涌，有升无降，而浮鼓于肌表之间，是足太阳膀胱气不足也。膀胱为三阳而主表也，今表实里虚，故为少气。韭英，韭花也。发于长夏，土克水，故死。脉至如颓土之状，按之不得，是肌气予不足也。五色先见黑，白垒发死上下虚则颓。脉来虚大，按之不可得，正下虚之象也。脾主肌肉，肌气即脾气也。黑为水色，土败而木反侮之。垒，藟同，即莲藟也，藟有五，而白者发于春，木旺之时，土其绝矣。脉至如悬雍，悬雍者，浮揣切之益大，是十二俞之予不足也，水凝而死悬雍者，喉间下垂肉乳也，俗名喉咙花。浮揣之而大，是有阳无阴，孤阳亢上之象。十二俞者，脏腑十二经所输也。水凝而死者，阴气盛而孤阳绝也。脉至如偃刀，偃刀者，浮之小急，按之坚大急，五脏菀热，寒热独并于肾也。如此其人不得坐，立春而死偃刀，卧刀也。浮之小急，如刀口也。按之坚大急，如刀背也。重按之肾之应也，肾虚则阴消，而五脏咸热，虽五脏有郁菀之热而发为寒热，其原则独归并于肾也。肾因亏损，腰脊疲疼，不能起坐。冬令水旺，未即败绝，遇春乃死。脉至如丸滑不直手，不直手者，按之不可得也，是大肠气予不足也。枣叶生而死如丸者，流利之状，正滑脉也。不直手者，滑而不应手，按之则无也。大肠与肺金相为表里，枣叶生于初夏，火盛则金绝，故当死。脉至如华者，令人善恐，不欲坐卧，行立常听，是小肠气予不足也，季秋而死如华者，盛满而轻浮也。小肠与心相为表里,小肠虚则心亦虚,故善恐、不得坐卧也。行立常听,恐惧多而狐疑也。丙火墓于戌,故当季秋死。

三部九候论曰:形盛脉细,少气不足以息者死形盛者,脉亦盛,其常也。形盛脉细,脉不应形矣,甚而少气难以布息,死不旋踵。形瘦脉大,胸中多气者死形小脉小,其常也。形瘦脉大,既不相应,甚而胸中多逆上之气,阴败阳孤,不死安待,形气相得者生身形与脉气相得,如形小脉小、形大脉大是也,参伍不调者病三以相参,伍以相类。谓之不调者,或大或小,或迟或疾,或滑或涩,不合常度,皆病脉也,三部九候皆相失者死三部者,上中下三部,分天地人,分胸膈腹也。九候者,每部有浮中沉三候,三部各三,合而为九候也。或应浮大而反沉细,应沉细而反浮大,谓之相失,而不合于揆度也。

形肉已脱,九候虽调犹死脾主肌肉,为脏之本。若肌肉脱则脾绝矣,九候虽调无益也。七诊虽见,九候皆从者不死七诊者,独大、独小、独疾、独迟、独热、独寒、独陷下也。从,顺也,合也。脉顺四时之令及合诸经之体者,虽见七诊之脉,不至于死。

凡持真脏之脏脉者,肝至悬绝急,十八日死悬绝者,真脏脉见,胃气已无,悬悬欲绝也。十八日者,为木金成数之余,金胜木而死也。心至悬绝,九日死九日者,为火水生成数之余,水胜也。肺至悬绝,十二日死十二日,为金火生成数之余,火胜金也。肾至悬绝,七日死七日者,为水土生数之余,土胜水也。脾至悬绝,四日死四日者,为木生数之余,木胜土也。

妇人手少阴脉动甚者,妊子也手少阴,心脉也。动甚

36

者,流利滑动,血旺而然也,故当妊子。

阴搏阳别,谓之有子阴搏阳别,言阴脉搏动,与阳脉迥别也。阴阳二字所包者广,以左右言,则左为阳、右为阴;以部位言,则寸为阳、尺为阴;以九候言,则浮为阳、沉为阴。旧说以尺脉洪实为阴,与阳脉迥别似矣。然则手少阴脉动甚亦在寸也,何取于阳别之旨乎,故因会通诸种阴阳而后可决也。

征四失论曰:诊病不问其始,忧患饮食之失节,起居之过度,或伤于毒,不先言此,卒持寸口,何病能中? 妄言作名,为粗所穷此言临脉者,必先察致病之因,而后参之以脉,则阴阳虚实不致淆讹。若不问其始,是不求其生也。如忧患饮食,内因也;起居过度,外因也;伤于毒者,不内外因也。不先察其因而卒持寸口,自谓脉神,无假于问,岂知真假逆从? 脉病原有不合者,仓卒一诊,安能尽中病情? 妄言作名,欺世卖俗,误治伤生,损德不小矣。

愚按:脉者,血气之征兆也。病态万殊,尽欲以三指测其变化,非天下之至巧者,孰能与于斯? 许叔微云,脉之理幽而难明,吾意所解,口莫能宣也。可以笔墨传、口耳授者,皆粗迹也。虽然,粗者未谙,精者从何而出? 析而言之,二十四字犹嫌其略;约而归之,浮沉迟数已握其纲,所以脉不辨阴阳,愈索而愈惑也。阴阳之义已见于前阴搏阳别之条。又,滑伯仁曰:察脉须辨上、下、来、去、至、止,不明此六字,则阴阳不别也。上者为阳,来者为阳,至者为阳,下者为阴,去者为阴,止者为阴。上者,自尺上于寸,阳生于阴也。下者,自寸下于尺,阴生于阳也。来者,自骨肉而出于皮肤，气之升也。去者，自皮肤而还于骨肉，气之降也。应曰至，息曰止。此义至浅而至要，行远自迩，登高自卑，请事斯语矣。

藏　象

灵兰秘典论曰：心者，君主之官，神明出焉心者一身之主，故为君主之官。其藏神，其位南，有离明之象，故曰神明出焉。肺者，相傅之官，治节出焉位高近君，犹之宰辅，故为相傅之官。肺主气，气调则脏腑诸官听其节制，无所不治，故曰治节出焉。肝者，将军之官，谋虑出焉肝为震卦，壮勇而急，故为将军之官。肝为东方龙神，龙善变化，故为谋虑所出。胆者，中正之官，决断出焉胆性刚直，为中正之官。刚直者善决断，肝虽勇急，非胆不断也。膻中者，臣使之官，喜乐出焉胀论云：膻中者，心主之宫城也。贴近君主，故称臣使。脏腑之官，莫非王臣。此独泛言臣，又言使者，使令之臣，如内侍也。按十二脏内有膻中而无胞络，十二经内有胞络而无膻中，乃知膻中即胞络也。况喜笑属火，此云喜乐出焉，其配心君之府，较若列眉矣。脾胃者，仓廪之官，五味出焉胃司纳受，脾司运化，皆为仓廪之官，五味入胃，脾实转输，故曰五味出焉。大肠者，传道之官，变化出焉大肠居小肠之下，主出糟粕，是名变化传导。小肠者，受盛之官，化物出焉小肠居胃之下，受盛胃之水谷而分清浊，水液渗于前，糟粕归于后，故曰化物。肾者，作强之官，伎巧出焉肾处北方而主骨,宜为作强之官。水能化生万物,故曰伎巧出焉。三焦者,决渎之官,水道出焉上焦如雾,中焦如沤,下焦如渎。三焦气治,则水道疏通,故名决渎之官。膀胱者,州都之官,津液藏焉,气化则能出矣膀胱位居卑下,故名州都之官。《经》曰:水谷循下焦而渗入膀胱。盖膀胱有下口而无上口,津液之藏者,皆由气化渗入,然后出焉。旧说膀胱有上口而无下口者,非也。凡此十二官者,不得相失也失则不能相使,而疾病作矣。故主明则下安,以此养生则寿,殁世不殆,以为天下则大昌主明则十二官皆奉令承命,是以寿永。推此以治天下,则为明君而享至治。主不明则十二官危,使道闭塞而不通,形乃大伤,以此养生则殃,以为天下者,其宗大危,戒之戒之君主不明,则诸臣旷职或谋不轨,自上及下,相使之道皆不相通,即不奉命也。在人身则大伤而命危,在朝廷则大乱而国丧矣。心为阳中之阳,独尊重之者,以阳为一身之主,不可不奉之,以为性命之根蒂也。

六节藏象论曰:心者,生之本,神之变也;其华在面,其充在血脉,为阳中之太阳,通于夏气根本发荣之谓生,变化不测之谓神。心为太阳,生身之本也,心主藏神,变化之原也。心主血,属阳而升,是以华在面,充在血脉也。心居上为阳脏,又位于南离,故为阳中之太阳而通于夏也。肺者,气之本,魄之处也;其华在毛,其充在皮,为阳中之太阴,通于秋气肺统气,气之本也。肺藏魄,魄之舍也。肺轻而浮,故其华其充乃在皮毛也。以太阴之经居至高之分，故为阳中之太阴而通于秋气也。肾者，主蛰，封藏之本，精之处也；其华在发，其充在骨，为阴中之少阴，通于冬气位居亥子，职司闭藏，犹之蛰虫也。肾主水，受五脏六腑之精而藏之，精之处也。发色黑而为血之余，精足者血充，发受其华矣。肾之合，骨也，故充在骨。以少阴之经居至下之地，故为阴中之少阴，通于冬也。肝者，罢极之本，魂之居也；其华在爪，其充在筋，以生血气，其味酸，其色苍，此为阳中之少阳，通于春气筋劳曰罢，主筋之脏是为罢极之本。肝主藏魂，非魂之居乎。爪者筋之余，充其筋者，宜华在爪也。肝为血海，自应生血，肝主春升，亦应生气。酸者木之味，苍者木之色，木旺于春，阳犹未壮，故为阳中之少阳，通于春气。脾、胃、大肠、小肠、三焦、膀胱者，仓廪之本，营之居也，名曰器，能化糟粕，转味而入出者也；其华在唇四白，其充在肌，其味甘，其色黄，通于土气六经皆受水谷，故均有仓廪之名。血为营，水谷之精气也，故为营之所居。器者，譬诸盛物之器也。胃受五谷，名之曰入。脾与大小肠、三焦、膀胱，皆主出也。唇四白者，唇之四围白肉际也。唇者脾之荣，肌者脾之合，甘者土之味，黄者土之色。脾为阴中之至阴，分旺四季，故通于土。六经皆为仓廪，皆统于脾，故曰至阴之类。凡十一脏取决于胆也五脏六腑，其为十一脏，何以皆取决于胆乎？胆为奇恒之府，通全体之阴阳，况胆为春升之令，万物之生长化收藏，皆于此托初禀命也。

《灵枢·本输》篇曰：肺合大肠，大肠者，传道之府。

心合小肠,小肠者,受盛之府。肝合胆,胆者,中清之府。脾合胃,胃者,五谷之府。肾合膀胱,膀胱者,津液之府也。少阳属肾,肾上连肺,故将两脏此言脏腑各有所合,为一表一里也。将,领也。独肾将两脏者,以手少阳三焦正脉指天,散于胸中,而肾脉亦上连于肺。三焦之下腧属膀胱,而膀胱为肾之合,故三焦者亦合于肾也。夫三焦为中渎之府,膀胱为津液之府,肾以水脏而领水府,故肾得兼将两脏。本脏论曰肾合三焦、膀胱是也。三焦者,中渎之府也,水道出焉,属膀胱,是孤之府也中渎者,身中之沟渎也。水之入于口而出于便者,必历三焦,故曰中渎之府,水道出焉。在本篇曰属膀胱,在血气形志篇曰少阳与心主为表里,盖在下者为阴,属膀胱而合肾水,在上者为阳,合胞络而通心火,三焦所以际上极下,象同六合,而无所不包也。十二脏中惟三焦独大,诸脏无与匹者,故称孤府。《难经》及叔和、启玄皆以三焦有名无形,已为误矣。陈无择创言三焦有形如脂膜,更属不经。《灵枢》曰:密理厚皮者,三焦厚。粗理薄皮者,三焦薄。又曰,勇士者,三焦理横;怯士者,其焦理纵。又曰:上焦出于胃上口,并咽以上贯膈而布胸中。中焦亦并胃中,出上焦之后,泌糟粕,蒸精液,化精微而为血。下焦者,别回肠,注于膀胱而渗入焉。水谷者,居于胃中,成糟粕,下大肠而成下焦。又曰:上焦如雾,中焦如沤,下焦如渎。既曰无形,何以有厚薄,何以有纵有横,何以如雾如沤如渎,何以有气血之别耶。

金匮真言论曰:东方青色,入通于肝,开窍于目,藏精于肝,其病发惊骇,其味酸,其类草木,其畜鸡《易》曰:巽为鸡，东方风木之畜也，其谷麦麦成最早，故应东方春气，其应四时，上为岁星，是以春气在头也春气上升，其音角，其数八《易》曰：天三生木。地八成之，是以知病之在筋也，其臭臊《礼·月令》云其臭膻，膻即臊也。

　　南方赤色，入通于心，开窍于耳阴阳应象论曰：心在窍为舌，肾在窍为耳。此云开窍于耳，则耳兼心肾也，藏精于心，故病在五脏心为五脏之君，心病则五脏应之，其味苦，其类火，其畜羊五常政大论曰其畜马，此云羊者，或因午未俱在南方耳，其谷黍黍色赤，宜为心家之谷。五常政大论云其谷麦。二字相似疑误也，其应四时，上为荧惑星，是以知病之在脉也，其音徵，其数七地二生火，天七成之，其臭焦焦为火气所化。

　　中央黄色，入通于脾，故病在舌本脾之脉连舌本，散舌下，其味甘，其类土，其畜牛牛属丑而色黄。《易》曰：坤为牛，其谷稷稷，小米也，粳者为稷，糯者为黍，为五谷之长，色黄属土，其应四时，上为镇星，是以知病之在肉也，其音宫，其数五，其臭香。

　　西方白色，入通于肺，开窍于鼻，藏精于肺，故病在背肺虽在胸中，实附于背也，其味辛，其类金，其畜马肺为乾象，《易》曰乾为马，其谷稻稻色白，故属金，其应四时，上为太白星，是以知病之在皮毛也，其音商，其数九地四生金，天九成之，其臭腥。

　　北方黑色，入通于肾，开窍于二阴，藏精于肾，故病在溪《气穴论》云：肉之大会为谷，肉之小会为溪。溪者，水所流注也。其味咸，其类水，其畜彘《易》曰：坎为水，其谷豆黑者属水，其应四时，上为辰星，是以知病之在骨也。其音羽，其数六天一生水，地六成之，其臭腐腐为水气所化。《礼·月令》云：其臭朽。朽即腐也。

阴阳应象大论曰：东方生风，风生木，木生酸，酸生肝，肝生筋，筋生心木生火也，肝主目。其在天为玄玄者，天之本色，此总言五脏，不专指肝也，在人为道道者，生天生地生物者也。肝主生生之令，故比诸道，在地为化化也，生化也。自无而有，自有而无，总名曰化。肝主春生，故言化耳。化生五味，道生智生意不穷，智所由出，玄生神玄冥之中，不存一物，不外一物，莫可名状，强名曰神。按：在天为玄至此六句，以下四脏皆无，独此有之，以春贯四时，元统四德，盖兼五行六气而言，非独指东方也。观天元纪大论有此数语，亦总贯五行，义益明矣，神在天为风飞扬散动，周流六虚，风之用也，六气之首也，在地为木，在体为筋，在脏为肝，在色为苍，在变动为握握者，筋之用也，在窍为目，在味为酸，在志为怒。怒伤肝，悲胜怒悲为肺志，金胜木也；风伤筋，燥胜风燥为肺气，金胜木也；酸伤筋，辛胜酸辛为肺味，金胜木也。

南方生热，热生火，火生苦，苦生心，心生血，血生脾火生土也，心主舌舌为心之官也。其在天为热，在地为火，在体为脉，在脏为心，在色为赤，在音为徵，在声为笑，在变动为忧心有余则笑,不足则忧,在窍为舌,在味为苦,在志为喜。喜伤心,恐胜喜恐为肾志,水胜火也;热伤气壮火食气,寒胜热水胜火也,苦伤气苦为心味,气属金家,火克金也。苦为大寒,气为阳主,苦则气不和也,咸胜苦咸为肾味,水克火也。

中央生湿,湿生土,土生甘,甘生脾,脾生肉,肉生肺土生金也。脾主口,其在天为湿,在地为土,在体为肉,在脏为脾,在色为黄,在音为宫,在声为歌,在变动为哕,在窍为口,在味为甘,在志为思。思伤脾,怒胜思木胜土也;湿伤肉,风胜湿木胜土也;甘伤肉,酸胜甘木味胜土。

西方生燥,燥生金,金生辛,辛生肺,肺生皮毛,皮毛生肾金生水也。肺主鼻,其在天为燥,在地为金,在体为皮毛,在脏为肺,在色为白,在音为商,在声为哭悲哀则哭,肺之声也,在变动为咳,在窍为鼻,在味为辛,在志为忧金气燥凄,故令人忧,忧甚则悲矣。忧伤肺悲忧则气消,喜胜忧;热伤皮毛,寒胜热水制火也;辛伤皮毛,苦胜辛火制金也。

北方生寒,寒生水,水生咸,咸生肾,肾生骨髓,髓生肝水生木也。肾主耳,其在天为寒,在地为水,在体为骨,在脏为肾,在色为黑,在音为羽,在声为呻,在变动为栗寒则战栗,恐则战栗,肾水之象也,在窍为耳,在味为咸,在志为恐。恐伤肾恐则足不能行,恐则遗尿,恐则阳痿,是其伤也,思胜恐土制水也;寒伤血阴阳应象大论云:寒伤形,血为有形,形即血也，燥胜寒燥则水涸，故胜寒。若五行之常，宜土湿胜水寒，然湿与寒同类，不能制也；咸伤血，甘胜咸土胜水也。新校正云：在东方曰风伤筋，酸伤筋；中央曰湿伤肉，甘伤肉，是自伤也；南方曰热伤气，苦伤气；北方曰寒伤血，咸伤血，是伤我所胜也；西方云热伤皮毛，是所不胜伤己也，辛伤皮毛，是自伤也。五方所伤，有此三例不同。

《灵枢·本神》篇曰：天之在我者德也，地之在我者气也，德流气薄而生者也理赋于天者德也，形成于地者气也，天地纲缊，德下流而气上薄，人乃生焉。故生之来谓之精来者，所从来也。生之来，即有生之初也。阴阳二气各有其精，精者即天一生水，地六成之，为五行之最初，故万物初生。其来皆水。《易》曰男女媾精，万物化生是也，两精相搏谓之神两精者，阴阳也。相搏者，交媾也。《易》曰：天数五，地数五，五位相得而各有合。周子曰：二五之精，妙合而凝，即两精相搏也。神者，至灵至变，无形无象，奈何得之精搏之后乎？天元纪大论曰：阴阳不测之谓神。《易》曰：知变化之道者，其知神之所为乎。神者，即虚极之本，生天生地者也。弥满乾坤，无之非是，故《易》曰神无方，即天之所以为天，地之所以为地者。二五妙合之后，宛然小天地矣，故云，随神往来者谓之魂，并精而出入者谓之魄阳神曰魂，阴神曰魄。人之生也，以气养形，以形摄气，气之神曰魂，形之灵曰魄，生则魂载于魄，魄检其魂，死则魂归于天，魄归于地。魂喻诸火，魄喻诸镜，火有光焰，物来便烧，镜虽照见，不能烧物。夫人梦有动作，身常静定，动者魂之用，静者魄之体也。夫精为阴，神为阳,魂为阳,魄为阴,故随神往来、并精出入,各从其类也,所以任物者谓之心神虽藏于心,神无形而体虚,心有形而任物,君言之官,万物皆任也,心有所忆谓之意心已起而未有定属者,意也,意之所存谓之志意已决而确然不变者,志也,因志而存变谓之思志虽定而反复计度者,思也,因思而远慕谓之虑思之不已,必远有所慕。忧疑辗转者,虑也,因虑而处物谓之智虑而后动,处事灵巧者,智也。五者各归所主之脏,而统于心,故诸脏为臣使,而心为君主。

心怵惕思虑则伤神,伤神则恐惧自失,破䐃脱肉,毛悴色夭,死于冬神藏于心,心伤则神不安,失其主宰也。心者脾之母,心虚则脾亦薄,肉乃消瘦也。毛悴者,憔悴也。色夭者,心之色赤,赤欲如白裹朱,不欲如赭。火衰畏水,故死于冬。

脾愁忧而不解则伤意,意伤则悗乱,四肢不举,毛悴色夭,死于春忧本伤肺,今以属脾者,子母相通也。忧则气滞而不运,故悗闷也。四肢禀气于胃,而不得至经,必因于脾乃得禀也,故脾伤则四肢不举。脾之色黄,黄欲如罗裹雄黄,不欲如黄土。土衰畏木,故死于春。

肝悲哀动中则伤魂,魂伤则狂忘不精,不精则不正,当人阴缩而挛筋,两胁骨不举,毛悴色夭,死于秋悲哀亦肺之志,而伤肝者,金伐木也。肝藏魂,魂伤则或为狂乱,或为健忘。不精者,失见精明之常,则邪妄而不正也。肝主筋,故阴缩挛急。两胁者肝之分,肝败则不举。肝色青,青欲如苍璧之泽,不欲如

46

蓝。木衰畏金，故死于秋。

肺喜乐无极则伤魄，魄伤则狂，狂者意不存人，皮革焦，毛悴色夭，死于夏喜乐属心，而伤肺者，火乘金也。肺藏魂，魂伤则不能镇静而狂。意不存人者，旁若无人也。肺主皮，故皮革焦也。肺色白，白欲如鹅羽，不欲如盐。金衰畏火，故死于夏。

肾盛怒而不止则伤志，志伤则喜忘其前言，腰脊不可以俯仰屈伸，毛悴色夭，死于季夏怒者肝志，而伤肾者，子母相通也。肾藏志，志伤则喜忘其前言。腰为肾之府，脊为肾之路，肾伤则不可俯仰屈伸。肾色黑，黑欲如重漆色，不欲如地苍。水畏土，故死于季夏。恐惧而不解则伤精，精伤则骨痠痿厥，精时自下此亦肾伤也，特伤于本脏之志，为异于前耳。恐则气下，故精伤。肾主骨，精伤则骨痠。痿者阳之痿，厥者阳之衰。闭藏失职，则不因交感，精自下矣。

经脉别论曰：食气入胃，散精于肝，淫气于筋精者，食之轻清者也。肝主筋，故胃家散布于肝，则浸淫滋养于筋也。食气入胃，浊气归心，淫精于脉浊者，食之厚浊者也。心主血脉，故食气归心，则精气浸淫于脉也，脉气流经，经气归于肺，肺朝百脉，输精于皮毛淫于脉者，必流于经，经脉流通必由于气，气主于肺，而为五脏之华盖，故为百脉之朝会。皮毛者，肺之合也，是以输精。毛脉合精，行气于府肺主毛，心主脉，肺藏气，心生血，一气一血奉以生身，一君一相皆处其上，而行气于气府，即膻中也，府精神明，留于四脏，气归于权衡膻中即心胞

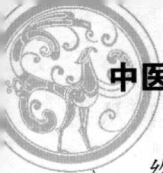

络,为心之府,权所受之精,还禀命于神明,神明属心,五脏之君主。留当作流。流其精于四脏,则四脏之气咸得其平,而归于权衡矣。权衡者,平也,故曰主明则下安,主不明则十二官危,权衡以平,气口成寸,以决死生脏腑既平,必朝宗于气口,成一寸之脉,以决死生也。

饮入于胃,游溢精气,上输于脾,脾气散精,上归于肺水饮入胃,先输于脾,是以中焦如沤也。脾气散精,朝于肺部,象地气上升而蒸为云雾,是以上焦如雾也,通调水道,下输膀胱肺气运行,水随而注,故通调水道,下输膀胱,是以下焦如渎也。若气不能下化,则小便不通,故曰膀胱者,州都之官,津液藏焉,气化则能出矣。水精四布,五经并行,合于四时五脏阴阳,揆度以为常也脉化气以行水,分布于四脏,则五脏并行矣。合于四时者,上输象春夏之升,下输象秋冬之降也。五脏阴阳者,即散精、淫精、输精是也。如是则不忒于道揆法度矣,故以为常也。

五运行大论:帝曰:病之生变何如?岐伯曰:气相得则微,不相得则甚相得者,彼此相生,则气和而病微。不相得者,彼此相克,则气乘而病甚。帝曰:主岁何如?岐伯曰:气有余,则制己所胜而侮所不胜;其不及,则己所不胜侮而乘之,己所胜轻而侮之主岁,谓五运六气各有所主之岁也。己所胜,我胜彼也。所不胜,彼胜我也。假令木气有余,则制己所胜,而土受其克,湿化乃衰。侮所不胜,则反受木之侮也。木气不足,则己所不胜者,金来侮之。己所胜者,土亦侮之。侮反受邪,侮而受邪,寡于畏也恃我能胜,侮之太甚,则有胜必复,反受其邪。如木来克土,侮之太甚,则脾土之子,实肺金也,乘木之虚,来复母仇。如吴王起倾国之兵,与中国争,越乘其虚,遂入而灭吴矣。此因侮受其邪,五行胜复之自然者也。

《灵枢·决气》篇曰:两神相搏,合而成形,常先身生,是谓精两神相搏,即阴阳交媾,精互而成形,精为形先也。本神篇曰两精相搏谓之神,此又曰两神云云者,盖神为精宰,精为神用,神中有精,精中亦有神也。盖以见神之虚灵,无在不有,精且先身而生,神复先精而立,前乎无始,后乎无终,知此者可与言神矣。上焦开发,宣五谷味,熏肤,充身泽毛,若雾露之溉,是谓气气属阳,本乎天者亲上,故在上焦开发宣布,上焦如雾者是也。邪客篇云:宗气积于胸中,出于喉咙,以贯心肺而行呼吸焉。刺节真邪论曰:真气受于天,与谷气并而充身者也。营卫篇曰:人受气于谷,谷入于胃,以传于肺,五脏六腑皆以受气。故能熏肤,充身泽毛。腠理发泄,汗出溱溱,是谓津津者,阳之液。汗者,津之发也。

谷入气满,淖泽注于骨,骨属屈伸,泄泽,补益脑髓,皮肤润泽,是谓液液者,阴之精。谷入于胃,气满而化液,故能润骨。骨受润,故能屈伸。经脉流,故能泄泽。内而补脑髓,外而润皮肤,皆液也。中焦受气取汁,变化而赤,是谓血水谷必入于胃,故中焦受谷,运化精微,变而为汁,又变而赤,以奉生身,是名为血。壅遏营气,令无所避,是谓脉壅遏者,堤防也,犹道路之界,江河之岸也,俾营气无所避而必行其中者,谓之脉。脉

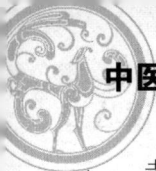

者,非气非血,所以行气行血者也。

精脱者,耳聋耳为肾窍,精脱则耳失其用矣;气脱者,目不明脏腑之阳气皆上注于目,气脱则目失其用矣;津脱者,腠理开,汗大泄汗,阳津也。汗过多则津必脱,故曰汗多亡阳;液脱者,骨属屈伸不利,色夭,脑髓消,胫瘦,耳数鸣液脱则骨髓枯,故屈伸不利、脑消胫瘦、色亦枯夭也。耳鸣者,液脱则肾虚也;血脱者,色白,夭然不泽色之荣者,血也。血脱者,色必枯白也。

愚按:脏腑攸分,固微渺也,指而列之,则有象可按矣。古之至神者,若见垣,若内照,咸用此耳。然变变化化有不可以常法律者,则象也而神矣,故曰废象者暗行,胶象者待兔。

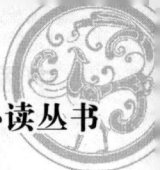

卷下

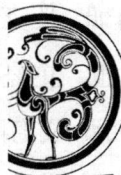

云间李念莪先生　原辑
河东薛生白校正　重刊

经　　络

《灵枢·经脉》篇曰：肺手太阴之脉，起于中焦手之三阴，从脏走手，故手太阴肺脉起于中焦，当胃之中脘也。十二经者，营也，故曰营行脉中。首言肺者，肺朝百脉也，循序相传，尽于肝经，终而复始，又传于肺，是为一周，下络大肠肺与大肠为表里，故络大肠。凡十二经相通，各有表里，在本经者曰属，他经者曰络，还循胃口还，复也。循，绕也。下络大肠，还上循胃口，上膈属肺身中膈膜，居心肺之下，前齐鸠尾，后齐十一椎，周围相着以隔浊气，不使熏于肺也，从肺系横出腋下肺系，喉咙也。腋下者，膊下胁上也，下循臑内臑者，膊之内侧，上至腋，下至肘也，行少阴心主之前少阴者，心也。心主者，胞络也。手之三阴，太阴在前，厥阴在中，少阴在后，下肘中，循臂内臑与臂之交曰肘。内者，内侧也，上骨下廉，入寸口骨，掌后高骨也。下廉，骨下侧也。寸口，即动脉也，上鱼，循鱼际手腕之上，大指之下，肉隆如鱼，故曰鱼。寸口之上，鱼之下曰鱼际穴，出大指之端端，指尖也，手太阴肺经止于此；其支者，从腕后直出次指内廉，出其端支者，如木之枝也。正经之外，复有旁分之络。此本经别络，从腕后直出次指之端，交商阳穴，而接手阳明经也。

大肠手阳明之脉，起于大指次指之端次指，食指也。手之三阳，从手至头，循指上廉，出合谷两骨之间上廉，上侧也。凡诸经脉，阳行于外，阴行于内，后诸经皆同。合谷，穴名。两骨，即大指次指后歧骨也，俗名虎口，上入两筋之中腕中上侧两筋陷中，阳溪穴也，循臂上廉，入肘外廉，上臑外前廉，上肩，出髃骨之前廉肩端骨罅为髃骨，上出于柱骨之会上背之上颈之根，为天柱骨。六阳皆会于督脉之大椎，是为会上，下入缺盆络肺，下膈属大肠自大椎而前，入缺盆络肺，复下膈，当脐旁，属于大肠；其支者，从缺盆上颈贯颊，入下齿中耳下曲处为颊，还出挟口，交人中，左之右，右之左，上挟鼻孔人中，即督脉之水沟穴。由人中而左右互交，上挟鼻孔，手阳明经止于此，自山根交承泣而接足阳明经也。

胃足阳明之脉，起于鼻之交頞中頞，鼻茎也，又名山根。足之三阳，从头走足，旁纳太阳之脉纳，入也。足太阳起于目内眦，与頞交通，下循鼻外，入上齿中，还出挟口，环唇，下交承浆环，绕也。承浆，任脉穴，却循颐后下廉，出大迎颊下为颔，颔下为颐，循颊车，上耳前，过客主人，循发际，至额颅颊车在耳下，本经穴也。客主人在耳前，足少阳经穴也。发之前际为额颅；其支者，从大迎前下人迎，循喉咙，入缺盆，下膈属胃络脾络脾者，胃与脾为表里也；其直者，从缺盆下乳内廉，下挟脐，入气街中气街，即气冲也，在毛际两旁鼠鼷上一寸；其支者，起于胃口，下循腹里，下至气街中而合胃口者，胃之下口，即幽门也。支者与直者，会合于气街，以下髀关，抵伏兔，下膝膑中，下循胫外廉，下足跗，入中指内间抵，至也。髀关、伏兔，皆膝上穴也。膝盖曰膑，骱骨曰胫，足面曰跗。由跗而入足之中指内间，足阳明经止于此；其支者，下廉三寸而别，下入中指外间；其支者，别跗上，入大指间，出其端阳明别络，人中指外间。又其支者，别行入大指间，斜出足厥阴行间之次，循大指出其端，而接足太阴经也。

脾足太阴之脉，起于大指之端足之三阴，从足走腹，故足太阴脉发于此，循指内侧白肉际，过核骨后，上内踝前廉核骨，在足大指本节后圆骨也，滑氏误作孤拐骨，上踝音传，循胫骨后，交出厥阴之前足肚曰踹。交出厥阴之前，即地机、阴陵泉也，上膝股内前廉股，大腿也。前廉者，上侧也，当血海、箕门之次，入腹属脾络胃脾胃为表里，故属脾络胃，上膈挟咽，连舌本，散舌下；其支者，复从胃别上膈，注心中足太阴外行者，由腹上府舍、腹结等穴，散于胸中而止于大包。其内行而支者，自胃脘上膈注心而接手少阴经也。

心手少阴之脉，起于心中，出属心系心当五椎之下，其系有五，上系连肺，肺下系心，心下三系连脾、肝、肾，故心通五脏而为之主也,下膈络小肠心与小肠为表里,故下膈当脐上二寸,下脘之分络小肠也,其支者,从心系上挟咽,系目系;其直者,复从心系却上肺,下出腋下出腋下,上行极泉穴,手少阴经行于外者始此,下循臑内后廉,行太阴、心主之后臑内后廉,青灵穴也。手之三阴,少阴居太阴、厥阴之后,下肘内,循臂内后廉,抵掌后锐骨之端手腕下踝为锐骨,神门穴也,入掌内后廉,循小指之内,出其端手少阴经止于此,乃交小指外侧,而接手太阳经也。滑氏曰:心为君主,尊于他脏,故其交经授受,不假支别云。

小肠手太阳之脉,起于小指之端,循手外侧上腕,出踝中前谷、后溪、腕骨等穴,直上循臂骨下廉,出肘内侧两筋之间循臂下廉,阳谷等穴。出肘内侧两骨尖陷中,小海穴也,上循臑外后廉行手阳明、少阳之外,出肩解,绕肩胛,交肩上肩后骨缝曰肩解。肩胛者,臑腧、天宗等处。肩上者,秉风、曲垣等穴,左右交于两肩之上,会于督脉之大椎,入缺盆络心心与小肠为表里。循咽下膈,抵胃属小肠循咽下膈抵胃,当脐上二寸,属小肠,此本经之行于内者,其支者,从缺盆循颈上颊,至目锐眦却入耳中以支行于外者,出缺盆,循颈中之天窗、上颊后之天容,由颧髎以入耳中听宫穴也,手太阴经止于此;其支者,别循颊上頔抵鼻,至目内眦,斜络于颧目下为頔,目内角为内眦。颧,即颧髎穴,手太阳自此交目内眦而接足太阳经也。

膀胱足太阳之脉,起于目内眦,上额交巅由攒竹上额,历曲差、五处等穴。自络却穴左右斜行,而交于巅顶之百会;其支者,从巅至耳上角支者,由百会旁行,至耳上角,过足少阳之曲鬓、率谷、天冲、浮白、窍阴、完骨,故此六穴者皆足太阳、少阳之会;其直者,从巅入络脑自百会、通天、络郄、玉枕,入络于脑,还出别下项,循肩髆内,挟脊抵腰中脑后复出别下项,由天柱而下会督脉之大椎、陶道,却循肩髆内作四行而下,挟脊抵腰,入循膂,络肾属膀胱肾与膀胱为表里也。夹脊两旁之肉曰膂;其支者,从腰中下挟脊,贯臀,入腘中尻旁大肉曰臀。膝后曲处曰腘;其支者,从髆内左右,别下贯胛,挟脊内此支言肩髆内,大杼下,外两行也。左右贯胛,去脊各三寸别行,历附分、魄户、膏肓等穴,挟脊下过髀枢,过髀枢,循髀外从后廉下合腘中会于足少阳之环跳,循髀外后廉,去承扶一寸五分之间下行,复与前之入腘中者相会合,以下贯踹内,出外踝之后,循京骨,至小指外侧小指本节后大骨曰京骨,足太阳经穴止此,乃交于小指之下,而接足少阴经也。

肾足少阴之脉,起于小指之下,邪走足心,出于然谷之下,循内踝之后,别入跟中然谷,在内踝前,大骨下。内踝之后,别入跟中,即太溪、大钟等穴,以上踹内,出腘内廉,上股内后廉,贯脊属肾络膀胱上股内后廉,结于督脉之长强。以贯脊而后属于肾,前当关元、中极,而络于膀胱,相为表里也;其直者,从肾上贯肝膈,入肺中,循喉咙,挟舌本其直行者,从肓俞属肾处上行,循商曲、石关、阴都、通谷诸穴,贯肝上循幽门上膈，历于步廊入肺中，循神封、灵墟、神藏、彧中、俞府，而上循喉咙，并人迎挟舌本而终；其支者，从肺出络心，注胸中支者，自神藏之际，从肺络心至胸，以上俞府诸穴，足少阴经止于此，而接手厥阴经也。

心主手厥阴心包络之脉，起于胸中心主者，心之所主也。胞络为心之府，故名，出属心胞络，下膈，历络三焦胞络为心君之外卫，三焦为脏腑之外卫，故为表里而相络。诸经皆无历字，独此有之，达上中下也，其支者，循胸出胁，下腋三寸腋下三寸天池，手厥阴经穴始此，上抵腋，下循臑内，行太阴、少阴之间上抵腋下之天泉，循臑内行太阴、少阴之间，以手之三阴，厥阴在中也，入肘中，下臂行两筋之间入肘中，曲泽也。下臂行两筋之间，郄门、间使、内关、大陵也，入掌中，循中指出其端掌中，劳宫也。中指端，中冲也，手厥阴经止于此，其支者，别掌中，循小指次指出其端次指者，无名指也。支者自劳宫别行无名指端，而接乎手少阳经也。

三焦手少阳之脉，起于大指次指之端，上出两指之间即小指次指之间，液门、中渚穴，循手表腕，出臂外两骨之间手表腕，阳池也。臂外两骨间，外关、支沟等穴，上贯肘，循臑外上肩，而交出足少阳之后上贯肘之天井，循臑外历清冷渊、消泺、臑会，上肩髎，自天髎而交出足少阳之后也，入缺盆，布膻中，散络心包，下膈，循属三焦内行者入缺盆，复由足阳明之外下布膻中，散络心包，相为表里。自上焦下膈，循中焦以约下焦;其支者,从膻中上出缺盆,上项,系耳后直上,出耳上角以屈下颊至𬺈其支行于外者,自膻中上缺盆,会于督脉之大椎,循天髎,系耳后之翳风、瘛脉、颅息,出耳上角,过足少阳之悬厘、颔厌,下行耳颊至𬺈;其支者,从耳后入耳中,出走耳前,过客主人前,交颊,至目锐眦此支从耳后翳风入耳中,过手太阳之听宫,出走耳前,过足少阳之客主人,交颊上丝竹空,至目锐眦,会于瞳子髎,手少阳经止于此,而接足少阳经也。

胆足少阳之脉,起于目锐眦,上抵头角,下耳后由听会、客主人抵头角,下耳后,行天冲、浮白、窍阴、完骨,循颈行手少阳之前,至肩上,却交出手少阳之后,入缺盆循颈过手少阳之天髎,行少阳之前,下至肩上,循肩井,复交出手少阳之后,过督脉之大椎,而入于足阳明缺盆之外;其支者,从耳后入耳中,出走耳前,至目锐眦后从耳后颞颥,过手少阳之翳风,过手太阳之听宫,出走耳前,复自听会至目锐眦;其支者,别锐眦,下大迎,合于手少阳,抵于𬺈支者,别自目外眦,下足阳明大迎,由手少阳之丝竹、和髎而抵于𬺈,下加颊车,下颈合缺盆自颊车下颈,循本经之前,与前之入缺盆者会合,以下胸中,贯膈络肝属胆,循胁里,出气街,绕毛际,横入髀厌中下胸当手厥阴天池之分贯膈,足厥阴期门之分络肝,本经日月之分属胆而相为表里,乃循胁里由足厥阴章门下行,出足阳明气街,绕毛际,合于足厥阴以横入髀厌中环跳穴;其直者,从缺盆下腋,循胸过季胁,下合髀厌中直而行于外者,从缺盆下行,复与前之入髀厌者会合，以下循髀阳，出膝外廉，下外辅骨之前髀阳，髀之外侧也。辅骨，膝两旁高骨也。由髀阳历中渎、阳关，出膝外廉，下外辅骨之前，自阳陵泉以下阳交等穴，直下抵绝骨之端，下出外踝之前，循足跗上，入小指次指之间外踝上骨际曰绝骨，阳辅穴也。下行悬钟，循足面入小指次指之间，至窍阴穴，足少阳经止于此；其支者，别跗上，入大指之间，循大指歧骨内出其端。还贯爪甲，出三毛足大指次指本节后骨缝为歧骨。大指爪甲后二节间为三毛，自此接足厥阴经。

肝足厥阴之脉，起于大指丛毛之际丛毛，即三毛也，上循足跗上廉，去内踝一寸足面上，行间、太冲也。内踝一寸，中封也，上踝八寸，交出太阴之后，上腘内廉上踝过足太阴之三阴交，历蠡沟、中都，交出太阴之后，上腘内廉，至膝关、曲前也，循股阴，入毛中，过阴器股阴，内侧也。循股内之阴包、五里、阴廉，上会于足太阴之冲门、府舍，入阴毛中急脉，左右相交，环绕阴器而会于任脉之曲骨，抵小腹，挟胃属肝络胆入小腹会于任脉之中极、关元，循章门至期门挟胃属肝，下足少阳日月之所络胆，肝胆相为表里也，上贯膈，布胁肋贯膈行足太阴食窦之外，大包之里布胁肋，上足少阳渊液、手太阴云门，足厥阴经穴止此，循喉咙之后，上入颃颡，连目系，上出额，与督脉会于巅颃颡，咽颡也。目内深处为目系。其内行而上者，循喉咙后入颃颡，行足阳明大迎、地仓、四白之外，内连目系，上出足少阳阳白之外，临泣之里，与督脉会于巅之百会穴；其支者，从目系下颊里；

环唇内，从目系下行任脉之外，本经之里，下颊环唇，其支者，复从肝别贯膈，上注肺从前期门属肝之所，行足太阴食窦之外，本经之里，别贯膈上注肺。下行挟中脘之分，复接手太阴肺经，十二经一周已尽也。

任脉者，起于中极之下，以上毛际，循腹里，上关元，至咽喉，上颐循面入目以下任、督、冲、跷皆奇经也，无表里配合，故谓之奇。中极，任脉穴也，在曲骨上一寸。中极之下为胞宫，任、督、冲三脉皆起于胞宫而出于会阴。任由会阴而行腹，督由会阴而行背，冲由会阴出，并少阴而散胸中。

冲脉者，起于气街，并少阴之经，侠脐上行，至胸中而散起者，外脉所起，非发源也。气街，即气冲，在毛际两旁。起于气街，并足少阴之经，会于横骨、大赫等十一穴，侠脐上行，至胸中而散，此冲脉之前行者也。然少阴之脉上股内后廉，贯脊属肾，冲脉亦入脊内伏冲之脉。然则冲脉之后行者，当亦并少阴无疑也。

任脉为病，男子内结七疝，女子带下瘕聚任脉自前阴上毛际，行腹里，故男女之为病若此也。

冲脉为病，逆气里急冲脉侠脐上行至胸，气不顺则逆，血不和则急也。

督脉为病，脊强反折督脉贯脊，故病如此。

督脉，起于少腹以下骨中央，女子入系廷孔少腹乃胞宫之所居。骨中央者，横骨下近外之中央也。廷，正也，直也。廷孔，溺孔也，其孔，溺孔之端也女人溺孔在前阴中横骨之下，孔之上际谓之端，乃督脉外起之所。虽言女子，然男子溺孔亦在横骨下中央,第为宗筋所函,故不见耳。其络循阴器,合篡间,绕篡后篡者,交篡之义,即前后二阴之间也,别绕臀,至少阴与巨阳中络者合,少阴上股内后廉,贯脊属肾足少阴之脉,上股内后廉。足太阳之脉,外行者过髀枢,中行者挟脊贯臀,故此督脉之别,绕臀至少阴之分。与巨阳中络者,合少阴之脉并行,而贯脊属肾也,与太阳起于目内眦,上额交巅,上入络脑,还出别下项,循肩髆内,侠脊抵腰中,入循膂络肾此亦督脉之别络,并足太阳经上头下项,侠脊抵腰,复络于肾。其直行者,自尻上脊下头,由鼻而至人中也;其男子循茎下至篡,与女子等,其少腹直上者,贯脐中央,上贯心,入喉上颐环唇,上系两目之下中央此自小腹直上者,皆任脉之道,而此列为督脉,启玄子引古经云:任脉循背谓之督脉。自少腹直上者,谓之任脉,亦谓之督脉。此生病,从少腹上冲心而痛,不得前后,为冲疝此督脉自脐上贯心,故为病如此,名为冲疝,实兼冲、任而为病也;其女子不孕、癃痔、遗溺、嗌干女子诸症,虽由督脉所生,实亦任、冲之病。王氏曰:任脉者,女子得之以任养也。冲脉者,以其气上冲也。督脉者,督领诸脉之海也,三脉皆由阴中而上,故其病如此。

督脉生病治督脉,治在骨上,甚者在齐下营骨上,谓曲骨上毛际中。齐下营,谓脐下一寸阴交穴也,皆任脉之穴。而治督脉之病,正以脉虽有三,论治但言督脉,而不云任、冲,所用之穴亦以任为督,可见三脉同体,督即任、冲之纲领,任、冲即督之别名耳。

跷脉者,少阴之别,起于然骨之后跷脉有二,曰阴跷、曰阳跷。少阴之别,肾经之别络也。然谷之后,照海也。此但言阴跷,未及阳跷,惟缪刺论曰:邪客于足阳跷之脉,刺外踝之下半寸所。盖阳跷为太阳之别,故《难经》曰:阳跷脉起于跟中,循外踝上行入风池。阴跷者,亦起于跟中,循内踝上行至咽喉,交贯冲脉。故阴跷为足少阴之别,起于照海;阳跷为足太阳之别,起于申脉,庶得其详也,上内踝之上,直上循阴股入阴,上循胸里入缺盆,上出人迎之前,入颃属目内眦,合于太阳、阳跷而上行,气并相还则为濡目,气不荣则目不能合自内踝直上,入阴循胸,皆并足少阴上行也。然足少阴之直者,循喉咙而挟舌本,此则入缺盆,上出人迎之前,入颃属目内眦,以合于足太阳之阳跷,是跷脉有阴阳之异也。阴跷、阳跷之气并行回还而濡润于目,若跷气不荣,则目不能合。

按:阴维脉起于诸阴之交,其脉发于足少阴筑宾穴,为阴维之郄,在内踝上五寸腨肉分中。上循股内廉,上行入少腹,会足太阴、厥阴、少阴、阳明于府舍,上会足太阴于大横、腹哀,循胁肋会足厥阴于期门,上胸膈挟咽,与任脉会于天突、廉泉,上至顶泉而终。

阳维脉起于诸阳之会,其脉发于足太阳金门穴,在足外踝下一寸五分,上外踝七寸,会足少阳于阳交,为阳维之郄。循膝外廉,上髀厌,抵小腹侧,会足少阳于居髎,循胁肋,斜上肘,上会手阳明、足太阳于臂臑,过肩前,与手少阳会于臑会、天髎,却会手足少阳、足阳明于肩井,入肩后,会手太阳、阳跷于臑俞,上循耳后,会手足少阳于风池,上脑空、承灵、正营、目窗、临泣,下额与手足少阳、阳明五脉会于阳白,循头入耳,上至本神而止。

带脉起于季胁足厥阴之章门穴,同足少阳循带脉,围身一周如束带然,又与足太阳会于五枢、维道。

二跷为病,苦癫痫寒热,皮肤淫痹,少腹痛,里急,腰及髋窌下相连阴中痛,男子阴疝,女子漏下。

二维为病,阴阳不能相维,则怅然失志,溶溶不能自收持。阳维为病苦寒热,阴维为病苦心痛。阳维主表,阴维主里。

带脉为病,腹满,腰溶溶如坐水中,妇人小腹痛,里急后重,瘕疝,月事不调,赤白带下。

李濒湖云:奇经八脉者,阴维也、阳维也、阴跷也、阳跷也、冲也、任也、督也、带也。阳维起于诸阳之会,由外踝而上行于卫分。阴维起于诸阴之交,由内踝而上行于营分,所以为一身之纲维也。阳跷起于跟中,循外踝上行于身之左右。阴跷起于跟中,循内踝上行于身之左右,所以使机关之跷捷也。督脉起于会阴,循背而行于身之后,为阳脉之总督,故曰阳脉之海。任脉起于会阴,循腹而行于身之前,为阴脉之承任,故曰阴脉之海。冲脉起于会阴,夹脐而行,直冲于上,为诸脉之冲要,故曰十二经之海。带脉则横围于腰,状如束带,所以总约诸脉者也。是故阳维主一身之表,阴维主一身之里,以乾坤言也。阳跷主一身左右之阳,阴跷主一身左右之阴,以东西言也。督主身后之阳,任、冲主身前之阴,以南北言也。带脉横束诸脉,以六合言也。是故医而知乎八脉,则十二经十五络之大旨得矣。

愚按：直行曰经，旁支曰络。经有十二，手之三阴三阳、足之三阴三阳也。络有十五者，十二经各有一别络，而脾又有一大络，并任、督二络，为十五络也。合计二十七气，如泉之流，不舍昼夜，阴脉营于五脏，阳脉营于六腑，终而复始，如环无端。其流溢之气入于奇经，转相灌溉，八脉无表里配合，不成偶，故曰奇也。正经犹沟渠，奇经犹湖泽，譬之雨降沟盈，溢于湖泽也。脏腑者，经络之本根。经络者，脏腑之枝叶。谙于经络，则阴阳表里、气血虚实了然于心目。初学者必先于是，神良者亦不外于是。第粗工昧之，诋其迂远不切，智士察之，谓其应变无穷耳。

治　　则

阴阳应象大论曰：阴阳者，天地之道也，万物之纲纪，变化之父母，生杀之本始，神明之府也，治病必求其本 此明天地万物，变化生杀，总不出于阴阳，察乎此者可以当神明矣。故治病者万绪纷然，必求于本，或本于阴，或本于阳，阴阳既得，病祟焉逃。芩连姜附，尽可回春，参术硝黄，并能起死。此之未辨，畏攻畏补，忧热忧寒，两歧必至于误生，广络遗讥于圣哲，本顾可弗求乎哉。

谨守病机，各司其属，有者求之，无者求之，盛者责之，虚者责之，必先五胜，疏其血气，令其调达而致和平此言病状繁多，各宜细察，然总不外于虚实也。谨守者，防其变动也。病而曰机者，状其所因之不齐，而治之不可不圆活也。属者，有五脏之异、六腑之异、七情之异、六气之异、贵贱之异、老少之异，禀界有虚实之异，受病有标本之异，风气有五方之异，运气有胜复之异，情性有缓急之异，有常贵后贱之脱营，常富后贫之气离守，各审其所属而司其治也。有者求之二句，言一遇病症，便当审其所属之有无也。盛者责之二句是一章之大纲，于各属有无之间分别虚实而治也。然至虚似实，大实似虚，此又不可不详为之辨也。必先五胜者，如木欲实，金当平之之类是也。疏其血气，非专以攻伐为事，或补之而血气方行，或温之而血气方和，或清之而血气方治，或通之而血气方调，正须随机应变，不得执一定之法，以应无穷之变也。此治虚实之大法，一部《内经》之关要也。

至真要大论曰：君一臣二，奇之制也；君二臣四，偶之制也；君二臣三，奇之制也；君二臣六，偶之制也君者，品味少而分两多。臣者，品味多而分两少。奇制从阳，偶制从阴。故曰：近者奇之，远者偶之；汗者不可以偶，下者不可以奇病在上者为近，属阳，故用奇方，取其轻而缓也。病在下者为远，属阴，故用偶方，取其重而急也。汗者不以偶，阴沉不能达表也。下者不以奇，阳升不能降下也；补上治上制以缓，补下治下制以急。急则气味厚，缓则气味薄。适其至所，此之谓也上药宜缓，欲其曲留上部；下药宜急，欲其直达下焦。欲急者，须气味之厚，欲缓者，须气味之薄。缓急得宜，厚薄合度，则适其病至之所，何患剂之弗灵乎。病所远而中道气味之者，食而过之，无越其制度也病之所在远，而药则必由于胃，用之无法则未达病所，则中道先受其气味矣。当于食为度，而使远近适宜，是过之也。过，犹达也。欲其近者，药在食后，则食载药而留止于上。欲其远者，药在食前，则食坠药而疾走于下。服药有疾徐，根梢有升降，气味有缓急，药剂有汤丸膏散，各须合法，无越其度也。是故平气之道，近而奇偶，制小其服也。远而奇偶，制大其服也。大则数少，小则数多，多则九之，少则二之近病远病，各有阴阳表里之分，故远方近方，各有奇偶相兼之法，或方奇而分两偶，或方偶而分两奇，此奇偶互用也。近而奇偶，制小其服，小则数多而尽于九。盖数多则分两轻，性力缓而仅及近病也。远而奇偶，制大其服，大则数少，而止于二。盖数少则分两重，性力专而直达远病也。是皆奇偶互用法之变也，奇之不去则偶之，是谓重方。偶之不去，则反佐以取之，所谓寒热温凉，反从其病也此变通之法也。始用药奇而病不去，变而为偶，奇偶迭用，是曰重方。重者，复也。若偶之而又不去，则当求其微甚真假，反佐以取之。反佐者，顺其性也，如以热治寒而寒拒热，则反佐以寒而入之；以寒治热而热格寒，则反佐以热而入之。又如寒药热服，热药冷服，皆变通之妙用也。王太仆曰：热与寒背，寒与热违，微上之热为寒所折，微小之冷为热所消，大寒大热必能与违性者争，与异气者格，是以圣人反其佐以同其气，令声应气求也。

至真要大论曰：辛甘发散为阳，酸苦涌泄为阴，咸味涌泄为阴，淡味渗泄为阳，六者或收或散，或缓或急，或燥或润，或软或坚，以所利而行之，调其气使其平也涌，吐也。泄，泻也。渗泄，利小便也。辛主散主润，甘主缓，酸主收主急，苦主燥主坚，咸主软，淡主渗泄，各因其利而行之，气可平矣。

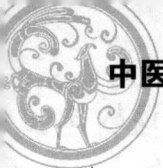

寒者热之,热者寒之,微者逆之,甚者从之义见上,坚者削之,客者除之,劳者温之,结者散之,留者攻之,燥者濡之,急者缓之,散者收之,损者益之,逸者行之,惊者平之,上之下之,摩之浴之,薄之劫之,开之发之,适事为故温之,甘温能除大热也。逸,即安逸也。饥饱劳逸皆能成病,过于逸则气脉凝滞,故须行之。上者,吐也。摩者,按摩也。薄者,即薄兵城下之义。适事为故,犹云中病为度,适可而止,毋太过以伤正,毋不及以留邪也。

逆者正治,从者反治,从少从多,观其事也从少谓一从而二逆,从多为二从而一逆也。事即病也,观其病之轻重,而为之多少也。

热因寒用,寒因热用,塞因塞用,通因通用,必伏其所主,而先其所因,其始则同,其终则异,可使破积,可使溃坚,可使气和,可使必已寒病宜热,然寒甚者格热,须热药冷服,此热因寒用也。热病宜寒,然热甚者格寒,须寒药热服,此寒因热用也。塞因塞用者,如下气虚乏,中焦气壅,欲散满则更虚其下,欲补下则满甚于中,治不知本而先攻其满,药入或减,药过依然,气必更虚,病必转甚,不知少服则壅滞,多服则宣通,峻补其下则下自实,中满自除矣。通因通用者,或挟热而利,或凝寒而泄,寒者以热下之,热者以寒下之。伏其所主,利病之本也。先其所因者,求病之由也。其始则同,言正治也。其终则异,言反治也,明于反治,何病不愈。

诸寒之而热者取之阴,热之而寒者取之阳,所谓求其属也用寒药治热病,而热反增,非火有余,乃阴不足也,阴不足则火亢,故当取之阴,但补阴则阳自退耳。用热药治寒症,而寒反增,非寒有余,乃阳不足也,阳不足则阴寒,故当取之阳,但补水中之火,则寒自消耳。求其属者,求于本也。一水一火,皆于肾中求之,故王太仆曰:益火之源以消阴翳,壮水之主以制阳光,六味、八味二丸是也。

夫五味入胃,各归所喜攻,酸先入肝,苦先入心,甘先入脾,辛先入肺,咸先入肾。久而增气,物化之常也,气增而久,夭之由也增气者,助其气也。如黄连之苦,本入心泻火,多服黄连,反助心火。故五味各归,久而增气,气增必夭折,可不慎欤。

阴阳应象大论曰:因其轻而扬之,因其重而减之,因其衰而彰之轻者在表,宜扬而散之。重者在内,宜减而泻之。衰者不补,则幽潜沉冤矣,补则再生,故曰彰。形不足者,温之以气;精不足者,补之以味此彰之之法也。阳气衰微则形不足,温之以气,则形渐复也。阴髓枯竭则精不足,补之以味,则精渐旺也。其高者,因而越之高者,病在上焦。越者,吐也,越于高者之上也;其下者,引而竭之下者,病在下焦。竭者,下也,引其气液就下也,通利二便皆是也。或云引者,蜜导、胆导之类。竭者,承气、抵当之类;中满者,泻之于内中满,非气虚中满也,如胀满而有水有积,伤寒而结胸便闭是也。内字与中字照应。其有邪者,渍形以为汗渍,浸也,如布桃枝以取汗,或煎汤液以熏蒸,或表清邪重,药不能汗,或冬月天寒,发散无功,非渍形之法不能汗也；其在皮者，汗而发之邪在皮则浅矣，但分经汗之可也；其慓悍者，按而收之慓者，急也。悍者，猛也，怒气伤肝之症也。按者，制伏酸收，如芍药之类是也；其实者，散而泻之阴实者，以丁、姜、桂、附散其寒。阳实者，以芩、连、栀、柏泻其火。审其阴阳，以别柔刚审病之阴阳，施药之柔刚，阳病治阴，阴病治阳阳胜者阴伤，治其阴者，补水之主也；阴胜者阳伤，治其阳者，补水中之火也，定其血气，各守其乡或血或气，用治攸分，各不可紊也。血实宜决之导之下流，如决江河也，气虚宜掣引之提其上升，如手掣物也。

五常政大论曰：病有久新，方有大小，有毒无毒，固宜常制矣病久者，宜大剂；病新者，宜小剂。无毒者，宜多用；有毒者，宜少用。大毒治病，十去其六，常毒治病，十去其七，小毒治病，十去其八，无毒治病，十去其九药不及则病不痊，药太过则正乃伤，大毒治病，十去其六，便当止矣。毒轻则可任，无毒则可久任也。谷肉果菜，食养尽之，无使过之，伤其正也病虽去而有未尽去者，当以饮食养正，而余邪自尽。若药饵太过，便伤正气。必先岁气，毋伐天和五运有纪，六气有序，四时有令，阴阳有节，皆岁气也。人气应之以生长收藏，此天和也。于此未明，则犯岁气、伐天和矣。

六元正纪大论：黄帝问曰：妇人重身，毒之何如？岐伯曰：有故无殒，亦无殒也有孕曰重身。毒之，用毒药也。故者，如下文大积大聚之故。有是故而用是药，所谓有病则病当之，故孕妇不殒,胎亦不殒也。帝曰:愿闻其故何谓也?岐伯曰:大积大聚,其可犯也,衰其大半而止大积大聚,非毒药不能攻,然但宜衰其大半,便当禁止,所谓大毒治病,十去其六者是也。

愚按:论治之则,载由经籍,圆通之用,妙出吾心。如必按图索骥,则后先易辙,未有不出者矣。子舆氏曰:梓匠轮舆,能与人以规矩,不能使人巧。故夫揆度阴阳,奇恒五中,决以明堂,审于终始,其亦巧于规矩者乎!

病　　能

至真要大论曰:诸风掉眩,皆属于肝诸风者,风病不一也。掉,摇动也。眩,昏花也。风木善动,肝家之症也,掉眩虽同,而虚实有别,不可不察焉;诸寒收引,皆属于肾收,敛束也。引,牵急也。经脉挛急本是肝症,而属于肾者,一则以肾肝之症同一治,一则肾主寒水之化,肾虚则阳气不充,营卫凝泣,肢体挛踡,所谓寒则筋急也;诸气膹郁,皆属于肺膹者,喘急上逆。郁者,否塞不通。肺主气,气有余者,本经自伏之火;气不足者,则火邪乘之。虚实之分,极易淆误,所当精辨。近世庸者,概指为肺热而攻其有余,虚实之祸,良可嗟悼;诸湿肿满,皆属于脾脾司湿化,又主肌肉,内受湿淫,肌体肿满,故属于脾。土气太过,则湿邪盛行,其病骤至,法当分疏。土气不及,则木乘水侮,其病渐成,法当培补,二者易治,比于操刃;诸热瞀瘛,皆属于火昏闷曰瞀,抽掣曰瘛。邪热伤神则瞀,亢阳伤血则瘛,虽皆属火,亦有虚实之分。丹溪曰:实火可泻,芩连之属;虚火可补,参芪之属。仁人之言哉;诸痛痒疮,皆属于心热甚则疮痛,热微则疮痒,心主热火之化,故痛痒诸疮,皆属于心也;诸厥固泄,皆属于下厥者,自下而逆上也。阴衰于下,则为热厥;阳衰于下,则为寒厥。固者,二便不通也。阳虚则无气,而清浊不化,寒也。火盛则水衰,而精液干枯,热也。泄者,二便不固也。命门火衰则阳虚失禁,寒也。肾宫水衰则火迫注泄,热也。肾开窍于二阴,肾主二便,居下故也;诸痿喘呕,皆属于上痿废应属下部而属于上者,何也? 肺热叶焦,发为痿躄。气急曰喘,病在肺也。有声无物曰呕,肺胃司之,总属在上之症;诸禁鼓栗,如丧神守,皆属于火禁,即噤也,寒厥咬牙曰噤。鼓,鼓颔也。栗,战栗也。寒战而神不自持,如丧神守,皆火也。心火亢极,反兼胜己之化,此火实也。阳虚阴盛,气不卫外而寒战者,此火虚也;诸痉项强,皆属于湿痉者,风湿而屈伸不利也。项属足太阳寒水,水即湿也,故皆属于湿;诸逆冲上,皆属于火喘咳呕吐,气满逆急,皆冲逆之症,火性炎上,故皆属于火;诸腹胀大,皆属于热热气内淫,变为烦满,故曰皆属于热。近世执此一句,因而误人不可胜数,独不闻《经》曰:寒水太过,腹大胫肿。岁火不及,胁满腹大。流衍之纪,病胀。水气之发,善胀。太阳之胜,腹满。阳明之复,腹胀。又曰,适寒凉者胀。又曰:脏寒生满病。又曰:胃中寒则胀满。此九者,皆言寒胀也。故东垣曰:大抵寒胀多,热胀少,良有本矣;诸躁狂越,皆属于火躁者,烦躁也。狂者,妄乱也。越者,如登高而歌之类。火入于肺则烦,火入于肾则躁。又有阴盛发躁。成无己曰:阴躁欲坐井中,但欲饮水,不得入口。东垣曰:阴躁欲坐井中,阳已先亡,医犹不悟,重以寒药投之,其死何疑? 故曰内热而躁者,有邪之热也,属火,外热而躁者,无根之火也,属寒。《经》之论狂屡见,属虚寒者凡四条,是狂亦有寒热之辨矣;诸暴强直,皆属于风暴,猝也。强者,筋强。直者,体直而不能屈伸也。肝主筋,其化风,故曰属风,非天外入风也。内风多燥,若用风剂则益燥,故有治风先治血,血行风自灭之说也。轻与疏风则益燥,且腠理开张,反招风矣;诸病有声,鼓之如鼓,皆属于热有声,谓肠鸣也,鼓之如鼓,谓腹胀也,皆阳气逆壅,故曰属热。二症多有属于寒者,尽信不如无书,其是之谓耶;诸病胕肿,疼酸惊骇,皆属于火胕肿者,浮肿也。疼酸者,火在经也。惊骇者,火在脏也。然胕肿酸疼,属于寒湿者不少,惊骇不宁,属于不足者常多也;诸转反戾,水液浑浊,皆属于火转筋挛踡,燥热所致,小便浑浊,清化不及,故皆属热,然而寒则筋急,喻如冬月严寒,则角弓增劲。心肾不足,多有便浊。经云:中气不足,溲便为之变。读者盖通之可耳;诸病水液,澄澈清冷,皆属于寒澄激清冷者,寒水之本体,故皆属寒;诸呕吐酸,暴注下迫,皆属于热呕逆者,火炎之象。吐酸者,肝木之实。暴注者,火性疾速。下迫者,火能燥物,此特道其常耳。虚寒之变,数症常作,不可不知也。

按:经言十九条,道其常也。余每举其反者,尽其变也。王太仆深明病机之变,其所注疏,真《内经》画龙点睛手也。启玄曰:如大寒而甚,热之不热,是无火也,当助其心。又如大热而甚,寒之不寒,是无水也;热动复止,倏忽往来,时动时止,是无水也,当助其肾。内格呕逆,食不得入,是有火也。病呕而吐,食入反出,是无火也。暴速注下,食不及化,是无水也。溏泄而久,止发无恒,是无水也。故心盛则热,肾盛则寒,肾虚则寒动于中,心虚则热收于内。又热不得寒,是无水也,寒不得热,是无火也。夫寒之不寒,责之无水,热之不热,责其无火。热之不久,责心之虚,寒之不久,责肾之少。方有治热以寒,寒之而火食不入,攻寒以热,热之而昏躁以生,此为气不疏通,壅而为是也。余以太仆此语为岐黄传神,常自诵忆,并勉同志。

生气通天论曰:因于寒,欲如运枢,起居如惊,神气乃浮阳气不固,四时之邪乃能干之。《经》曰:冬三月,此谓闭藏。水冰地坼,无扰乎阳。又曰:冬日在骨,蛰虫周密,君子居室。皆言冬令宜闭藏也。因者,病因也。因寒而动者,内而欲心妄动,如运枢之不停,外而起居不节,如惊气之震动,则与天令相违,神气不能内敛,皆浮越于外矣;因于暑汗,烦则喘喝,静则多言此言动而得之,为中热之候也。炎蒸劳役,病属于阳,故多汗而烦,气高喘喝。即感之轻而静者,亦精神内乱,言语无伦也,体若燔炭,汗出而散此言静而得之,为中暑之候也。纳凉饮冷,病属于阴,热气抑遏,体如燔炭,必得发汗,而阴郁之气始散也。香薷一味为夏月发汗之要药,其性温热,止宜于中暑之人。若中热者误服之,反成大害,世所未知;因于湿,首如裹,湿热不攘,大筋缩短,小筋弛长;缩短为拘,弛长为痿土旺四季之末,发无常期。首如裹者,湿伤则头面壅重也。湿久成热,须药以攘夺之,苟为不夺,则热伤阴血,筋无以荣,大筋拘而不伸,小筋弛而无力矣;

因于气,为肿,四维相代,阳气乃竭肺金主气,病因于气者,秋令之邪也。肿者,气化失宜,乃为肿胀也。四维者,四肢也。相代者,言足肿不能行,手代之以扶倚也,气不能治,终归于竭矣。

阳气者,烦劳则张,精绝,辟积于夏,使人煎厥阳春主生发之气,此言春令之邪也。气方生而烦劳太过,则气张于外,精绝于内。春令邪辟之气,积久不散,至夏未瘥,则火旺而真阴如煎,火炎而虚气逆上,故曰煎厥。按脉解篇曰肝气失治,善怒者名曰煎厥。则此节指春令无疑。旧疏从未及之,岂非千虑一得。

大怒则形气绝;而血菀菀,茂也,结也于上,使人薄厥怒气伤肝,肝为血海,怒则气上,气逆则绝,所以血菀上焦。相迫曰薄,气逆曰厥,气血俱乱,故为薄厥。盖积于上者,势必厥而吐也。薄厥者,气血之多而盛者也。有伤于筋,纵,其若不容怒伤而至于血厥,则筋无以荣,缓纵不收,若不能容矣。汗出偏沮,使人偏枯偏者,或左或右,止出半边也。沮者,言此既偏出,彼即阻滞矣。久则卫气不固,营气失守,当为偏枯,即半身不遂也。汗出见湿,乃生痤音锄痱音沸。汗出则玄府开张,若凉水浴之,即见湿矣,留于肤腠,甚者为痤,微者为痱。痤,小疖也。痱,暑疹也。高粱之变,足生大疔,受如持虚高粱,即肥甘也。变,病也。足,能也。厚味不节,蓄为灼热,能生大疔。日积月累,感发最易,如持虚之器以受物也。劳汗当风,寒薄为皶音渣,郁乃痤形劳汗出,坐卧当风,寒气薄之,液凝为皶,即粉刺也。若郁而稍重,乃若小疖,其名曰痤。

开阖不得,寒气从之,乃生大偻夏则腠理开而发泄,冬则腠理阖而闭藏，与时偕行也。若当开不开，当闭不闭，不得其宜，为寒所袭，留于筋络之间，缓急不舒，形为俯偻矣。陷脉为瘘，留连肉腠陷脉者，寒气自筋络而陷入脉中也。瘘，鼠瘘之属，邪久不散，则渐深矣。俞气化薄，传为善畏，及为惊骇寒气渐深，自脉而流于经俞，侵及脏腑，故为恐畏惊骇也。营气不从，逆于肉理，乃生痈肿营行脉中，邪气陷脉，则营气不从，故逆于肉而痈肿生焉。魄汗未尽，形弱而气烁，穴俞已闭，发为风疟肺主皮毛，汗之窍也，肺实藏魄，故名魄汗。汗出未透，则热郁于内，形气俱烁，俞穴以闭，留止之邪必为风疟矣。

春伤于风，邪气留连，乃为洞泄春伤于风，则肝木侮土，故为洞泄；夏伤于暑，秋为痎疟夏伤于暑，伏而不发，秋气收束，寒郁为热，故寒热交争而成痎疟。痎者，疟之通称，非有别义；秋伤于湿，上逆而咳，发为痿厥土旺于四季之末，秋末亦可伤湿，秋气通于肺，湿郁成热，上乘肺金，气逆而咳，曰上逆者，湿从下受故也；冬伤于寒，春必温病冬伤于寒，寒毒藏于阴分，至春始发。名为温病，以时令得名也，春不发而至于夏，即名热病矣。

味过于酸，肝气以津，脾气乃绝曲直作酸，肝之味也。过于食酸，久而增气，木乘土位，脾气乃绝；味过于咸，大骨气劳，短肌，心气抑咸为肾味，过食则伤肾，肾主骨，故大骨气劳。咸走血，血伤故肌肉短缩。咸从水化，水胜则火囚，故心气抑；味过于甘，心气喘满，色黑，肾气不衡甘归土味，过食则缓滞上焦，故心气喘满。甘从土化，土胜则水病，故黑色见而肾气不衡

74

矣。衡,平也;味过于苦,脾气不濡,胃气乃厚苦味太过,则心伤而脾失其养,且苦者性燥,故不濡也。五味论曰:苦入于胃,谷气不能胜苦,苦入下脘,三焦之道闭而不通,故变呕。可见苦寒损中,令脾之正气不濡,胃之邪气乃厚。厚者,胀满之类也;味过于辛,筋脉沮弛,精神乃央味过于辛,则肺气乘肝,肝主筋,故筋脉沮弛。辛味多散,则精耗神伤,故曰央。央当作殃。

阴阳别论曰:二阳之病发心脾,有不得隐曲,女子不月阳明为二阳,胃伤而心脾受病者,何也? 脾与胃为夫妻,夫伤则妻亦不利也。心与胃为子母,子伤则母亦不免焉。不得隐曲,阳事病也。胃为水谷气血之海,化营卫而润宗筋。厥论曰:前阴者,宗筋之所聚,太阴、阳明之所合也。痿论曰:阴阳总宗筋之会,而阳明为之长。故胃病则阳事衰也。女子不月者,心主血,脾统血,胃为血气之海,三经病而血闭矣,其传为风消,其传为息贲者,死不治胃家受病,久而传变,则肝木胜土,风淫而肌体消削,胃病则肺失所养,故气息奔急。隐曲害者精伤,精伤则火亢乘金,元本败而贼邪兴,死不治矣。

三阳为病发寒热,下为痈肿,及为痿厥腨痛,其传为索泽,其传为颓疝太阳为三阳,属表,故发寒热与痈肿。足太阳之脉从头下背,贯臀入腘,循腨抵足,故足膝无力而痿,逆冷而厥,足肚酸疼而为腨痛。表有寒热,则润泽之气必皆消索。颓疝者,小腹控引睾丸而痛也。

一阳发病,少气,善咳,善泄,其传为心掣,其传为膈少阳为一阳,胆与三焦也。胆属木,三焦属火,壮火食气,相火刑金,故少气善咳。木旺则侮土,故善泄。三焦火动,则心掣而不宁。胆气乘脾,则隔塞而不利。二阳一阴发病,主惊骇、背痛、善噫、善欠,名曰风厥二阳,胃与大肠也。一阴,肝与心主也。肝胃二经皆主惊骇。《经》曰:东方通于肝,其病发惊骇。又曰足阳明病,闻木音则惕然而惊是也。手阳明之筋皆夹脊,故背痛。噫,嗳气也,其主在心。《经》曰:上走心为噫者,阴盛而上走于阳明,阳明络属心也。欠虽主于肾,而经云足阳明病为数欠,则胃亦病欠也。肝主风,心包主火,风热相搏,故病风厥。二阴一阳发病,善胀、心满、善气二阴,心与肾也。一阳,胆与三焦也。胆乘心则胀,肾乘心则满,三焦病则上下不通,故善气。三阴三阳发病,为偏枯痿易,四肢不举三阳,膀胱、小肠也。三阴,脾、肺也。膀胱之脉自头背下行两足,小肠之脉自两手上行肩胛,且脾主四肢,肺主气,四经俱病,当为偏枯等症。易,变易也。强者,变而为痿也。

所谓生阳、死阴者,肝之心谓之生阳得阳则生,失阳则死,故曰生阳、死阴也。自肝传心,以木生火,得之生气,是谓生阳,不过四日而愈,心之肺,谓之死阴心传肺者,为火克金,故曰死阴,不过三日死,肺之肾,谓之重阴肺金肾水,虽曰子母相传,而金水俱病,则重阴而阳绝矣,肾之脾,谓之辟阴,死不治土本制水,而水反侮脾,是谓辟阴。辟者,放僻也。

结阳者,肿四肢阳,六阳也,四肢为诸阳之本,故云;结阴者,便血一升,再结二升,三结三升阴,六阴也。阴主血,邪结阴分,故当便血。病浅者,一升即愈。若不愈而再结,邪甚于前矣，故便血二升。更不愈为尤甚，故便血三升。阴阳结斜，多阴少阳，曰石水，少腹肿斜，当作邪。六阴六阳诸经皆能结聚水邪，若多在阴经，少在阳经，病生石水。沉坚在下，症则少腹肿也；二阳结，谓之消胃与大肠经也。阳邪结于肠胃，则成三消之症，多饮而渴不止为上消，多食而饥不止为中消，多溲而膏浊不止为下消；三阳结，谓之隔膀胱、小肠二经也。邪结膀胱，则气化不行，津液阻绝。小肠居大肠之上、胃之下，盛水谷而分清浊者也。邪乘之则水液不前，糟粕不后，二者皆否隔之象也；三阴结，谓之水脾肺二经也。脾土制水，土受邪则水反侮之。肺金生水，金气病则水不能输，故寒结三阴而水胀之症作矣；一阴一阳结，谓之喉痹一阴，肝与心主也。一阳，胆与三焦也。肝胆属木，心主三焦属火，四经皆亢上，其脉并络于喉，阳邪内结，痹症乃生。痹者，闭也。

《灵枢·经脉》篇曰：肺，手太阴也，是动则病肺，胀满膨膨而喘咳动者，变也，变常而病也。肺脉起中焦，循胃上鬲属肺，故病如此，缺盆中痛，甚则交两手而瞀，此谓臂厥缺盆近肺，肺病则痛。瞀，麻木也。肺脉出腋下行肘臂，故臂厥。是主肺所生病者，咳，上气喘渴，烦心胸满，臑臂内前廉痛厥，掌中热喘者，气上而声粗息急也。渴者，金令燥也。太阴之别，直入掌中，故为痛厥掌热。气盛有余，则肩背痛，风寒，汗出中风，小便数而欠肺之筋结于肩背，故气盛则痛。肺主皮毛，风寒在表，故汗出中风。母病传子，故肾病而小便数且欠也。气

77

虚则肩背痛寒，少气不足以息，溺色变肩背处上焦为阳分，气虚则阳病，故为痛为寒为少气。金衰则水涸，故溺色变为黄赤。

大肠，手阳明也，是动则病齿痛颈肿阳明支脉从缺盆上颈贯颊，入下齿中。是主津液所生病者大肠或泄或闭，皆津液病也，目黄口干，衄蚵喉痹，肩前臑痛，大指次指痛不用皆本经之脉所过，故如此。气有余则当脉所过者热肿，虚则寒栗不复不复，不易温也。

胃，足阳阴也，是动则病洒洒振寒，善呻数欠，颜黑振寒者，肝风胜也。呻者，胃之郁也。欠与颜黑，肾象也，土虚水侮，故肾之象见。病至则恶人与火，闻木音则惕然而惊，心欲动，独闭户塞牖而处，甚则欲上高而歌，弃衣而走阳明热甚，则恶人与火。惊闻木音者，土畏木也。欲闭户者，火动则畏光明也。上高而歌者，火性上越且阳盛，则四肢实也。弃衣而走者，中外皆热也，贲响腹胀，是为骭厥贲响者，腹如雷鸣也。骭，足胫也。阳明之脉，自膝下胫，故胫骭厥逆。是主血所生病者阳明为受谷而多血之经，狂疟温淫汗出，衄蚵，口喝唇胗，颈肿喉痹热甚则狂，风甚则疟，且汗出衄血、口喝唇疮等症，皆本经经脉之所过也，大腹水肿，膝膑肿痛，循膺、乳、气街、股、伏兔、骭外廉、足跗上皆痛，中指不用阳明脉从缺盆下乳挟脐腹、前阴，由股下足，以入中指，故病状如上。气盛则身以前皆热，其有余于胃，则消谷善饥，溺色黄此阳明实热，在经在脏之辨也。气不足则身以前寒栗，胃中寒则胀满此阳明虚寒在经在脏之辨也。

脾，足太阴也，是动则病舌本强，食则呕脉连舌本故强，脾虚不运故呕，胃脘痛，腹胀，善噫脾脉入腹络胃，故为痛为胀。阴盛而上走阳明，故气滞为噫，得后与气则快然如衰后，大便也。气，转失气也，气通故快，身体皆重脾主肌肉，脾主湿，湿伤则体重。是主脾所生病者，舌本痛，体不能动摇，食不下，烦心，心下急痛，溏、瘕泄，水闭，黄疸，不能卧，强立股膝内肿厥，足大指不用支者，上膈注心，故为烦心与痛。溏者，水泄也。瘕者，痢疾也。水闭者，土病不能治水也，水闭则湿热壅而为疸，为不卧。脾脉起于足拇，以上膝股，肿与厥之所由生也。

心，手少阴也，是动则病嗌干，心痛，渴而欲饮，是为臂厥。是主心所生病者支者，从心系上咽，故嗌干心痛。火炎故渴。脉循臂内，故为臂厥，目黄胁痛，臑臂内后廉痛厥，掌中热痛脉系目系，故目黄。出腋下，故胁痛。循臂入掌，故有热痛等症。

小肠，手太阳也，是动则病嗌痛颔肿，不可以顾，肩似拔，臑似折经脉循咽下膈，支者循颈上颊，循臑绕肩，故为病如上。是主液所生病者小肠分水谷，故主液，耳聋目黄颊肿，颈颔肩臑肘臂外后廉痛皆经脉所及也。

膀胱，足太阳也，是动则病冲头痛本经脉上额入脑，故邪气冲而头痛。目似脱，项如拔，脊痛腰似折，髀不可以曲,腘如结,踹如裂,是为踝厥皆经脉所及之病也。是主筋所生病者周身之筋,惟足太阳至多至大,故凡筋症,皆足太阳水亏也,痔疟狂巅疾脉入肛,故为痔。经属表,故为疟。邪入太阳,故为狂癫,头囟项痛,目黄泪出衄衄,项背腰尻腘踹脚皆痛,小指不用皆本经所过之症。

肾,足少阴也,是动则病饥不欲食水中有火,为脾之母。真火不生土则脾虚,虽饥不能食矣,面如漆柴,咳唾则有血,喝喝而喘肾之本色见者,精衰故也。吐血与喘,水虚而火刑金也,坐而欲起,目䀮䀮如无所见坐而欲起,阴虚则不能静也。肾虚则瞳神昏眩,故无所见也,心如悬若饥状相火不宁,君主亦不自安也。如悬若饥,心肾不交也,气不足则善恐,心惕惕如人将捕之,是为骨厥肾志恐,故如捕也。肾主骨,故为骨厥。是主肾所生病者,口热舌干,咽肿上气,嗌干及痛,烦心心痛经脉之病也,黄疸肠澼黄疸肠澼,咎由湿热,水虚者多有之,脊股内后廉痛,痿厥嗜卧,足下热而痛皆经脉所及之病。精竭者神疲,故嗜卧。身半以下,肾所主也,故足痛。

心主,手厥阴心包络也,是动则病手心热,臂肘挛急,腋肿,甚则胸胁支满,心中憺憺大动皆经脉之所及,面赤目黄,喜笑不休心之华在面,在声为笑,故见症如此。是主脉所生病者心主血脉,烦心心痛,掌中热经脉病也。

三焦,手少阳也,是动则病耳聋,浑浑焞焞,嗌肿喉痹经脉所过之病。是主气所生病者三焦为水府,水病必由于气,汗出，目锐眦痛，颊痛，耳后肩臑肘臂外皆痛，小指次指不用三焦出气，以温肌肉，充皮肤，故为汗出诸病，皆经脉所过也。

胆，足少阳也，是动则病口苦，善太息胆病汁溢，故口苦。胆郁则太息，心胁痛不能转侧别脉贯心循胁，甚则面微有尘，体无膏泽别脉散于面，胆受金残，则燥症见矣，足外反热，是为阳厥本经脉出外踝之前，故足外反热。热上逆，名阳厥。是主骨所生病者胆而主骨病者，乙癸同元也，头痛颔痛，目锐眦痛，缺盆中肿痛，腋下肿，马刀侠瘿马刀，瘰疬也。侠瘿，侠颈之瘤也，汗出振寒，疟少阳居三阳之中，半表半里，故阳胜则汗出，风胜则振寒而为疟也，胸胁肋髀膝外至胫绝骨外踝前，及诸节皆痛，小指次指不用皆经脉所过之病。

肝，足厥阴也，是动则病腰痛，不可以俯仰支别者，与太阴、少阳之脉同结腰踝，故腰痛，丈夫癀疝，妇人少腹肿脉绕阴器，故控睾而痛为疝症。妇人少腹肿，亦疝也，甚则嗌干，面尘脱色脉循喉上额，支者从目系下颊，故其病如此。是肝所生病者，胸满呕逆飧泄，狐疝遗溺闭癃上行者挟胃贯膈，下行者过阴器，故为是诸病。

通评虚实论曰：邪气盛则实，精气夺则虚此二语为医宗之纲领，万世之准绳。其言若浅而易明，其旨实深而难究。夫邪气者，风、寒、暑、湿、燥、火。精气，即正气，乃谷气所化之精微。盛则实者，邪气方张名为实证，三候有力名为实脉。实者泻之，重则汗吐下，轻则清火降气是也。夺则虚者，亡精失血，用力劳神，名为内夺;汗之下之,吐之清之,名为外夺。气怯神疲名为虚证,三候无力名为虚脉。虚者补之,轻则温补,重则热补是也。无奈尚子和、丹溪之说者,辄曰泻实;尚东垣、立斋之说者,辄曰补虚,各成偏执,鲜获圆通,此皆赖病合法耳,岂所谓法治病乎?精于法者,止辨虚实二字而已。其中大实大虚,小实小虚,似实似虚,更贵精详。大虚者,补之宜峻宜温,缓则无功也。大实者,攻之宜急宜猛,迟则生变也。小虚者,七分补而三分攻,开其一面也。小实者,七分攻而三分补,防其不测也。至于似虚似实,举世淆讹,故曰至虚有盛候,反泻含冤;大实有羸状,误补益疾,辨之不可不精,治之不可不审也。或攻邪而正始复,或养正而邪自除,千万法门,只图全其正气耳。嗟乎!实而误补,固必增邪,尚可解救,其祸犹小;虚而误攻,真气立尽,莫可挽回,其祸至大。生死关头,良非渺小,司命者其慎之哉。

调经论:帝曰:阳虚则外寒,阴虚则内热,阳盛则外热,阴盛则内寒,不知其所由然也。岐伯曰:阳受气于上焦,以温皮肤分肉之间,寒气在外,则上焦不通,上焦不通,则寒气独留于外,故寒栗阳气者,卫外而为固者也。阳虚则无气以温皮肤,命曰无火。上焦所以不通,独有寒气而已矣。帝曰:阴虚生内热奈何?岐伯曰:有所劳倦,形气衰少,谷气不盛,上焦不行,下脘不通,胃气热,热气熏胸中,故内热阴气营于内者也。有所劳倦,则脾胃受伤。脾主肌肉,亦主运化,谷气以生真气,土衰则形肉与中气俱衰,谷气减少,脾虚下陷则上焦不行,下脘不通矣。脾阴不足则胃热,肺居胸中,热上熏肺则内热也。此言劳倦伤脾，故见症如上。若色欲所伤，真水耗竭，火无所畏，亢而刑金，此之内热，尤为难疗。帝曰：阳盛则外热奈何？岐伯曰：上焦不通，则皮肤致密，腠理闭塞，玄府不通，卫气不得泄越。故外热阳主在上，又主在表，故阳亢则上壅而表热，此伤寒之候也。帝曰：阴盛生内寒奈何？岐伯曰：厥气上逆，寒气积于胸中而不泻，不泻则温气去，寒独留，则血凝泣，凝则脉不通，其脉盛大以涩，故中寒寒气入脏，则阳气去矣。寒独留者，如冬令严寒，万物闭蛰之象，故脉不通而涩。此内伤之候也。

调经篇云：因饮食劳倦，损伤脾胃，始受热中，末传寒中始受者，病初起也。末传者，久而不愈也。初起病时，元气未虚，邪气方实，实者多热，及病之久，邪气日退，正气日虚，虚者多寒。古人立法，于始受热中者，实则泻其子。夫肺金为脾土之子而实主气，气有余便是火，故凡破气清火之剂皆所以泻其子也。于末传寒中者，虚则补其母。夫少火为脾土之母而实主运行三焦，熟腐五谷，故凡温中益火之剂皆所以补其母也。每见近世不辨虚实，一遇脾病，如胀满、如停滞、如作痛、如发热之类，概以清火疏气之药投之，虚虚之祸可胜数哉。

玉机真脏论曰：脉盛，皮热，腹胀，前后不通，闷瞀，此谓五实实者，邪气实也。心受邪则脉盛，肺受邪则皮热，脾受邪则腹胀，肾受邪则前后不通，肝受邪则闷瞀，肝脉贯膈，气逆上也；脉细，皮寒，气少，泄利前后，饮食不入，此谓五虚虚者，正气虚也。心虚则脉细，肺虚则皮寒，肝虚则气少，肾虚则泄利前后，脾虚则饮食不入。五实五虚，皆死候也。

浆粥入胃，泄注止，则虚者活治虚之法，先扶根本。浆粥入胃则脾土将复，泄注既止则肾水渐固，虽犯虚死，自可回生也；身汗得后利，则实者活治实之法，汗下为要，身既得汗则表邪解，后既得利则里邪去，虽犯实死之条，邪退则活矣。

举痛论：帝曰：余知百病生于气也，怒则气上，喜则气缓，悲则气消，恐则气下，寒则气收，热则气泄，惊则气乱，劳则气耗，思则气结，九气不同，何病之生？岐伯曰：怒则气逆，甚则呕血及飧泄，故气上矣肝木主春升之令，怒伤之，如雷奋九天，故气逆也。血属阴，主静定而润下，肝逆而上，且为血海，则阴血不得安其静定之常，故呕逆也。木旺侮脾，脾伤则不化谷而飧泄，是以气逆而上也。喜则气和志达，荣卫通利，故气缓矣和达通利，若不为病矣。不知大喜则气散而不收，缓慢不能摄持，故本神篇曰喜乐者，神惮散而不藏是也。悲则心系急，肺布叶举，而上焦不通，荣卫不散，热气在中，故气消矣悲生于心，故心系急。并于肺则肺叶举，不通不散则气壅而为火，火主刑金，金主气，故气消也。恐则精却，却则上焦闭，闭则气还，还则下焦胀，故气不行矣恐伤肾则精却，却者，退而不能上输也。上焦闭则失上升之路，还而下陷。夫气以上升为行，下陷则不行矣。寒则腠理闭，气不行，故气收矣寒束其外，则腠理闭密，阳气不舒，冻而收敛矣，炅则腠理开，营卫通，汗大泄，故气泄矣炅者，热也。如天行夏令，腠理开通，气从汗散，故

84

曰气泄。惊则心无所倚,神无所归,虑无所定,故气乱矣卒
然惊骇则神志飘荡,动而不宁。主不明则天下乱,即气乱之旨也。
劳则喘息汗出,外内皆越,故气耗矣用力太过,则疲劳而气
动,内则奔于肺而为喘,外则达于表而为汗,故曰外内皆越,而气
自耗矣。思则心有所存,神有所归,正气留而不行,故气
结矣思则志凝神聚,气乃留而不散,故名为结。

风论曰:风者,善行而数变,腠理开则洒然寒,闭则热
而闷风属阳而性动,故善行数变,其寒也则衰食饮,其热也则
消肌肉,故使人怢栗而不能食寒则胃气不能健运,故食衰。
热则津液润泽,故消瘦。怢栗,即战栗也。

风气与阳明入胃,循脉而上至目内眦,其人肥则风气
不得外泄,则为热中而目黄;人瘦则外泄而寒,则为寒中
泣出风气入胃,胃脉上行目系,人肥则腠密而邪不得泄,故热中
而目黄。人瘦则腠疏而邪气易泄,故寒中而泣出。风气与太阳
俱入,行诸脉俞,散于分肉之间,与卫气相干,其道不利,
故使肌肉愤䐜而有疡;卫气有所凝而不行,故其肉有不仁
也五脏六腑之俞,皆附于背,故风由太阳经入者,邪必行诸脉俞
而散于分肉。分肉者,卫气之所行也,卫气昼行于阳,自太阳始。
风与卫相薄,故气道涩而不利。风气凝结,故愤䐜肿胀而为疮疡。
卫气因风,时或不行,则痹而不仁也。疠者,有营气热胕,其气
不清,故使鼻柱坏而色败,皮肤疡溃。风寒客于脉而不
去,名曰厉风风寒客于血脉,则营气热而胕溃。气者,肺所治

也,不清则金化不行,鼻与皮毛皆肺主之,故鼻柱坏。色败者,皮毛槁也。脉要精微论曰脉风或为厉也。厉者,恶也。

风中五脏六腑之俞,亦为脏腑之风,各入其门户所中,则为偏风风入于脏腑之俞,随俞左右而偏中之,则为偏风,即偏枯也。风气循风府而上,则为脑风风府,督脉穴名。风入系头,则为目风、眼寒太阳之脉起于目内眦,故目风眼寒。饮酒中风,则为漏风酒性温散,善开玄府,故醉后易于中风。漏者,言汗漏而风客也。入房汗出中风,则为内风内耗其精,外开腠理,风乘虚犯,名为内风。新沐中风,则为首风。久风入中,则为肠风、飧泄风久而传入肠胃,热则肠风下血,寒则飧泄泻利。外在腠理,则为泄风偶当汗泄,而风客于腠,名为泄风。故风者,百病之长也。至其变化,乃为他病也,无常方,然致有风气也长者,始也。骨空论曰风为百病之始,风之始入,自浅而深。至于变化,乃为他病,故为百病之长。无常方者,言风病变化,无常方体,而其致之者,则皆因于风耳。

评热病论曰:邪之所凑,其气必虚元气充周,病无从入。气虚则不能卫外而为固,玄府不闭,风邪因而客焉。

厥论曰:阳气衰于下,则为寒厥;阴气衰于下,则为热厥厥者,逆也。下气逆上,忽眩仆不知人事,轻者渐苏,重则即死。阴阳之气衰于下,则寒热二厥由之而生也。前阴者,宗筋之所聚,太阴、阳明之所合也宗筋者,众筋之所聚也,足之三阴、阳明、少阳及冲、任、督、跻筋脉皆聚于此,独言太阴、阳明之合，重水谷之脏也。胃为水谷之海，主润宗筋，又阴阳总宗筋之会，会于气街，而阳明为之长也。春夏则阳气多而阴气少，秋冬则阴气盛而阳气衰。此人者质壮，以秋冬夺于所用，下气上争不能复，精气溢下，邪气因从之而上也秋冬之令，天气收藏，恃壮而喜内，则与令违，此夺于所用也。精竭于下，必上争而求救于母气，肾所去者太过，肺所生者不及，故不能复也。既已不足，精气复下，则阳虚而阴邪胜之，故寒气逆上也；气因于中上则肺主气，下则肾纳气，上下之气皆因谷气所化，水谷在胃，土居中州，故曰气因于中，阳气衰，不能渗营其经络，阳气日损，阴气独在，故手足为之寒也四肢皆禀气于胃，胃中之阳气衰，不能充满其经络，阳败则阴胜，故手足寒也。

酒入于胃，则络脉满而经脉虚经脉在内深而不见，属阴者也；络脉在外浮而可见，属阳者也。酒者，熟谷之液，其气悍疾，为阳，故先充络脉。酒热伤阴，故阳脉满而经脉虚也，脾主为胃行其津液者也，阴气虚则阳气入，阳气入则胃不和，胃不和则精气竭，精气竭则不营其四肢也胃受水谷，脾则行其津液，湿热伤脾，则阴虚阳亢，胃乃不和，水谷之精气竭矣，岂能营四肢乎。此人必数醉若饱以入房，气聚于脾中不得散，酒气与谷气相薄，热盛于中，故热遍于身，内热而溺赤也。夫酒气盛而慓悍，肾气日衰，阳气独胜，故手足为之热也醉饱入房，脾肾交伤，阴日竭而阳日亢，故手足热也。按：厥有寒热，未有不本于酒色，故知慎饮食、远房帏者，厥其免夫。

刺热篇曰：肝热病者，左颊先赤；心热病者，额先赤；脾热病者，鼻先赤；肺热病者，右颊先赤；肾热病者，颐先赤肝应东方，故左颊先赤；心应南方，故额庭先赤；脾应中央，故鼻先赤；肺应西方，故右颊先赤；肾应北方，故两颐先赤。

热论篇：帝曰：今夫热病者，皆伤寒之类也。或愈或死，其死皆以六七日间，其愈皆以十日以上者何也伤寒者，受冬月寒邪也。冬三月者为正伤寒，至春变为温病，至夏变为热病，不曰至秋变为凉病者，太阳寒水之邪，遇长夏之土而胜也？岐伯对曰：巨阳者，诸阳之属也巨阳者，太阳也，太阳为六经之长，总摄诸阳，其脉连于风府，故为诸阳主气也。人之伤于寒也，则为病热，热虽盛不死寒郁于内，皮肤闭而为热，寒散即愈，故曰不死；其两感于寒而病者，必不免于死两感者，一日太阳与少阴同病，在膀胱则头痛，在肾则口干烦满；二日阳明与太阴同病，在胃则身热谵语，在脾则肢满不欲食；三日少阳与厥阴同病，在少阳则耳聋，在厥阴则囊满。三日传遍，再三日则死不待言矣。

一日，巨阳受之，故头项痛，腰脊强太阳为三阳之表，而脉连风府，故伤寒多从太阳始。太阳经脉从头项下肩，挟脊抵腰，故其病如此；二日阳明受之，阳明主肉，其脉侠鼻络于目，故身热目疼而鼻干，不得卧也胃不和则卧不安是也；三日少阳受之，少阳主胆，其脉循胁络于耳，故胸胁痛而耳聋邪传少阳者，三阳已尽，将传太阴，故为半表半里，邪在阴则寒，在阳则热,在半表半里,故寒热往来也。三阳经络皆受其病,而未入于脏者,故可汗而已三阳为表,属腑,故可汗而愈也。未入于脏者,深明入脏则不可轻汗也。四日太阴受之,太阴脉布胃中络于嗌,故腹满而嗌干邪在三阳,失于汗解,则传三阴,自太阴始也。五日少阴受之,少阴脉贯肾络于肺,系舌本,故口燥舌干而渴肾本属水,而热邪耗之,故燥渴也;六日厥阴受之,厥阴脉循阴器而络于肝,故烦满而囊缩传至厥阴而六经遍矣,邪热已极,故为烦满。三阴三阳,五脏六腑皆受病,荣卫不行,五脏不通,则死矣六经传遍而邪不解,脏腑皆受病矣。气血乏竭,营卫不行,则五脏之经脉不通,不死安待。

其未满三日者,可汗而已;其满三日者,可泄而已已者,愈也。未满三日,其邪在表,发汗则病。满三日者,邪已传里,攻下则病已。此言大概也。日数虽多,脉浮而有三阳证者,当汗之。日数虽少,脉沉而有三阴证者,当下之。此至要之法也。

疟论:帝曰:夫痎疟皆生于风,其蓄作有时者何也凡秋疟皆名痎,即其皆生于风,皆字知诸疟之通称也?岐伯对曰:疟之始发也,先起于毫毛,伸欠乃作,寒栗鼓颔,腰脊俱痛;寒去则内外皆热,头痛如破,渴欲冷饮。阴阳上下交争,虚实更作,阴阳相移也阳主上行,阴主下行,邪乘之则争矣。阳虚则外寒,阴虚则内热,阳盛则外热,阴盛则内寒。邪入于阴,则阴实阳虚,邪入于阳,则阳实阴虚,故曰更作,曰相移也。阳并于阴,则阴实而阳虚,阳明虚则寒栗鼓颔也阳明虚则阳虚而阴实,故寒栗也。脉循颐颊,故鼓颔也,巨阳虚则腰背头项痛;三阳俱虚则阴气胜,阴气胜则骨寒而痛终始篇曰:病痛者,阴也。阴盛故头痛,骨亦痛也;寒生于内,故中外皆寒;阳盛则外热,阴虚则内热,外内皆热,则喘而渴,故欲冷饮也邪在阳分,则内外皆热,故喘渴而冷饮。此皆得之夏伤于暑,热气盛,藏于皮肤之内,肠胃之外,此营气之所舍也夏暑汗泄,何病之有?或凄怆水寒,或乘风纳凉,是热大盛,不能发越,邪气以营为舍矣。此令人汗空疏,腠理开此明风邪易客也,因得秋气,汗出遇风,及得之以浴,水气舍于皮肤之内,与卫气并居暑邪既伏,秋风收之,又因浴水而疟作矣。卫气者,昼日行于阳,夜行于阴,此气得阳而外出,得阴而内薄,内外相薄,是以日作卫气之行于身也,一日一周。邪气与卫气并居,与卫气同行,故疟亦一日一作,此卫受邪浅而易治也。

其气之舍深,内薄于阴,阳气独发,阴邪内着,阴与阳争不得出,是以间日而作也邪之所居者,深入于脏,是内薄于阴分矣。阳气独发者,卫阳之行犹故也,而邪之薄于阴者,迟而难出,故间日而作。

邪气客于风府,循膂而下风府,督脉穴也。膂者,脊两旁也。下者,下行至尾骶也,卫气一日一夜大会于风府,其明日下一节,故其作也晏卫气之行也,每日一会于风府。若邪客风府必循膂而下,其气渐深,则日下一节,自阳就阴,其会渐迟,故其作渐晏也。

90

其出于风府,日下一节,二十五日下至骶骨,二十六日入于脊内,注于伏膂之内项骨三节,脊骨二十一节,共二十四节。邪自风府日下一节,故二十五日下至尾骶,复自后而前,二十六日入于脊内,注伏膂之脉,其气上行,九日出于缺盆之中,其气日高,故作日益早也邪在伏膂,循脊而上,无关节之阻,故九日而出缺盆。其气日高,则自阴就阳,其邪见退,故作渐早也。

夫寒者阴气也,风者阳气也,先伤于寒而后伤于风,故先寒而后热也,病以时作,名曰寒疟。先伤于风而后伤于寒,故先热而后寒也,亦以时作,名曰温疟时作者,或一日,或间日,不愆其期也。其但热而不寒者,阴气先绝,阳气独发,则少气烦冤,手足热而欲呕,名曰瘅疟。

邪气与卫气客于六腑,有时相失,不能相得,故休数日乃作也此即三日疟也,邪气深重,病在三阴,邪气不能与卫并出,故休数日乃发。数字当作三字。

温疟者,得之冬中于风寒,气藏于骨髓之中,至春则阳气大发,邪气不能自出,因遇大暑,脑髓烁,肌肉消,腠理发泄,或有所用力,邪气与汗皆出,此病藏于肾,其气先从内出之于外也肾主冬令,其应在骨,故冬受风寒,邪伏骨髓,至春夏有触而发,自内而达于外者也。如是者,阴虚而阳盛,阳盛则热矣,衰则气复反入,入则阳虚,阳虚则寒矣,故先热而后寒,名曰温疟此冬受寒邪,至春发为温疟,即伤寒也,故

《伤寒论》有温疟一症,盖本诸此。

瘅疟者,肺素有热气盛于身,厥逆上冲,中气实而不外泄,因有所用力,腠理开,风寒舍于皮肤之内、分肉之间而发,发则阳气盛,阳气盛而不衰则病矣。其气不及于阴,故但热而不寒。气内藏于心,而外舍于分肉之间,令人消烁脱肉,故命曰瘅疟肺素有热,气藏于心,即此二语,火来乘金,阴虚阳亢,明是不足之症挟外邪而然,故温疟、瘅疟皆非真疟也。

咳论曰:皮毛者,肺之合也,皮毛先受邪气,邪气以从其合也。其寒饮食入胃,从肺脉上至于肺则肺寒,肺寒则内外合邪,因而客之,则为肺咳。五脏各以其时受病,非其时,各传以与之。

人与天地相参,故五脏各以时治,感于寒则受病,微则为咳,甚则为泄为痛。乘秋则肺先受邪,乘春则肝先受之,乘夏则心先受之,乘至阴则脾先受之,乘冬则肾先受之五脏六腑皆能成咳,然必肺先受邪而传之于各经也。邪,寒邪也。所谓形寒饮冷则伤肺是也。五脏各以其时受病,轻者浅而在皮毛,重者深而在肠胃。故咳,外症也,泄,里症也。寒在表则身痛,寒在里则腹痛。曰先受之者,次必及乎肺而为咳也。

肺咳之状,咳而喘息有音,甚则唾血肺主气而司呼吸,故喘息有音。心咳之状,咳则心痛,喉中介介如梗状,甚则咽肿喉痹心脉上挟于咽,故喉中如梗,至于痹则痛矣。肝咳之状,咳则两胁下痛,甚则不可以转,转则两肱下满肝之脉布胁肋,故胁下痛。肱,胁之下也。脾咳之状,咳则右肱下痛,阴阴引肩背,甚则不可以动,动则咳剧脾脉上膈挟咽,其支者复从胃别上膈,脾处右,故右肱下痛,痛引肩背也。脾土喜静,动则违其性,故增剧也。肾咳之状,咳则腰背相引而痛,甚则咳涎肾脉贯脊,系于腰背,故相引而痛。肾属水,主涎,故为咳涎也。

五脏之久咳,乃移于六腑。脾咳不已,则胃受之,胃咳之状,咳而呕,呕甚则长虫出胃者,脾之妻也,故脾咳必传于胃而为呕唾。长虫处于胃,呕甚则随气而出也。肝咳不已,则胆受之,胆咳之状,咳呕胆汁胆汁者,苦汁也。肺咳不已,则大肠受之,大肠咳状,咳而遗矢遗矢者,大便不禁也。心咳不已,则小肠受之,小肠咳状,咳而失气,气与咳俱失大肠之气由于小肠之化,故小肠咳则气达于大肠,而转失气也。肾咳不已,则膀胱受之,膀胱咳状,咳而遗溺膀胱为津液之府,故遗溺。久咳不已,则三焦受之,三焦咳状,咳而腹满,不欲食饮久咳,则上中下三焦俱病,一身之气皆逆,故腹满不能食饮也。此皆聚于胃,关于肺,使人多涕唾而面浮肿气逆也聚于胃者,胃为五脏六腑之本也。关于肺者,肺为皮毛之合也。涕唾者,肺与胃司之。面浮肿者,气上逆而急也。

经脉别论曰:夜行则喘出于肾,淫气病肺夜属于阴,行则劳其身半以下,且夜行多恐,故喘出于肾也。肾水伤,则无以禁火之炎,而肺金受贼矣。有所堕恐,喘出于肝,淫气害脾坠而恐者,伤筋损血,故喘出于肝,肝木伐土,故害脾也。有所惊恐,喘出于肺,淫气伤心且惊且恐,则气衰而神乱。肺主气,心藏神,故二脏受伤也。度水跌仆,喘出于肾与骨水气通于肾,跌仆伤其骨,故喘出焉。当是之时,勇者气行则已,怯者着而为病也勇者气足神全,故一时所动之气,旋即平复,不足之人随所受而成病矣。

腹中论曰:心腹满,旦食则不能暮食,名为鼓胀胀甚则腹皮绷急,中空无物,鼓之如鼓,故名鼓胀。治之以鸡矢醴,一剂知,二剂已鸡胃能消金石,其矢之性等于巴硝,通利二便,消积下气,但宜于壮实之人,虚者服之,祸不旋踵。即《经》云一剂便知其效,二剂便已其病,亦状其猛利也。用干羯鸡矢一升,炒微焦,入无灰酒三碗,煎至减半,取清汁,五更热饮即腹鸣,辰巳时行二三次,皆黑水也。饮一剂,觉足有皱纹,饮二次即愈矣。

《灵枢·胀论》曰:夫心胀者,烦心短气,卧不安;肺胀者,虚满而喘咳;肝胀者,胁下满而痛引小腹;脾胀者,善哕,四肢烦悗,体重不能胜衣,卧不安;肾胀者,腹满引背,央央然,腰髀痛此五脏之胀也。闷乱曰悗。央央者,困苦之貌。

胃胀者,腹满,胃脘痛,鼻闻焦臭,妨于食,大便难;大肠胀者,肠鸣而痛濯濯,冬日重感于寒,则飧泄不化;小肠胀者,小腹膹胀,引腰而痛;膀胱胀者,少腹满而气癃;三

焦胀者,气满于皮肤中,轻轻然而不坚;胆胀者,胁下痛
胀,口中苦,善太息此六腑之胀也。濯濯,肠鸣水声也。飧泄,
完谷不化也。气癃者,小便不利也。

厥气在下,营卫留止,寒气逆上,真邪相攻,两气相
搏,乃合为胀也厥逆之气自下而上,则营卫之行失其常度,真气
与邪气相攻,合而为胀也。

《灵枢·水胀》篇曰:目窠上微肿,如新卧起之状目之
下为目窠,如新卧起者,形如卧蚕也,其颈脉动,时咳颈脉,足阳
明人迎也。阳明之脉自人迎下循腹里,而水邪乘之,故为颈脉动。
水之标在肺,故时咳,阴股间寒,足胫肿,腹乃大,其水已成
矣。以手按其腹,随手而起,如裹水之状,此其候也此上
皆言水肿之候。

肤胀者,寒气客于皮肤之间,鞵鞵然不坚,腹大,身尽
肿,皮厚鞵鞵,鼓声也。寒气客于皮肤,阳气不行,病在气分,故
有声如鼓。气本无形,故不坚。气无所不至,故腹大、身尽肿而皮
厚也,按其腹,窅而不起,腹色不变,此其候也气在肤间,按
散者不能猝复,故窅而不起。皮厚,故腹色不变也。

鼓胀者,腹胀身皆大,大与肤胀等也,色苍黄,腹筋
起,此其候也鼓胀、肤胀,大同小异,只色苍黄、腹筋起为别耳。

夫肠覃者,寒聘客于肠外,与卫气相搏,气不得荣,因
有所系,癖而内着,恶气乃起,息肉乃生覃之为义,延布而深
也。寒气薄卫,滞而不行,留于肠外,故癖积起、息肉生也。其始

生也,大如鸡卵,稍以益大,至其成如怀子之状,久者离岁,按之则坚,推之则移,月事以时下,此其候也离岁,越岁也。邪在肠外,不在胞中,故无妨于月事。皆由汁沫所聚,非血病可知也。

石瘕生于胞中,寒气客于子门,子门闭塞,气不得通,恶血当泻不泻,衃音丕不以留止,日以益大,状如怀子,月事不以时下,皆生于女子,可导而下衃,败血凝聚也。子门闭塞,衃血留止,其坚如石,故名石瘕。月事不以时下,无经可至也,可以导血之剂下之。按:肠覃、石瘕皆言月事,则此二症惟女人有之,故曰皆生于女子也。

平人气象论曰:颈脉动,喘疾咳,曰水颈脉,乃结喉旁动脉,足阳明之人迎也。水气上逆,则侵犯阳明,故颈脉动。水溢于肺,则喘而咳。目裹微肿,如卧蚕起之状,曰水目之下胞曰目裹,胃脉之所至,脾脉之所主。若微肿如卧蚕状,是水气犯脾胃也。溺黄赤安卧者,黄疸溺色黄赤而安卧自如,必成黄疸也。已食如饥者,胃疸胃热善消谷,故虽食常饥,此名胃疸。面肿曰风风为阳邪,故曰高巅之上,惟风可到,此面肿所以属风也。足胫肿曰水水为阴邪,润下之品,故足肿,肿者为水也。目黄者,黄疸诸经有热皆上熏于目,故黄疸者目黄。

举痛论曰:经脉流行不止,环周不休,寒气入经而稽迟,泣而不行,客于脉外则血少,客于脉中则气不通,故卒然而痛泣者,涩而不利也。

寒气客于脉外则脉寒,脉寒则缩踡,缩踡则脉绌急,绌急则外引小络,故卒然而痛,得炅则痛立止经脉受寒则缩,缩则急,故卒痛。然客于脉外者,其邪浅,故才得炅气则立止也。因重中于寒,则痛久矣重者,重复受寒也。伤之深,故不易愈也。寒气客于经脉之中,与炅气相薄则脉满,满则痛而不可按也营行脉中,血不足者,脉中常热,新寒与故热相薄,则邪实而脉满,按之则痛愈甚,故不可按也。寒气客于肠胃之间,膜原之下,血不得散,小络急引故痛。按之则血气散,故按之痛止膜,脂膜与筋膜也。原者,肓之原,即腹中空隙之处。血凝则小络急痛,按着空处,则寒散络缓,故痛止。非若经脉之无罅隙者,按之愈痛也。寒气客于侠脊之脉则深,按之不能及,故按之无益也侠脊者,足太阳经也。其最深者,则伏冲、伏膂之脉,故手按不能及其处也。寒气客于冲脉,冲脉起于关元,随腹直上,寒气客则脉不通,脉不通则气因之,故喘动应手矣冲脉起于胞中,即关元也。其脉并足少阴肾经夹脐上行,会于咽喉,而肾脉上连于肺,犯寒则脉不通,而气因以逆,故喘。曰应手者,动之甚也。寒气客于背俞之脉则脉泣,脉泣则血虚,血虚则痛,其俞注于心,故相引而痛。按之则热气至,热气至则痛止矣背俞,五脏俞也,皆足太阳经穴。太阳之脉循膂当心,上出于项,故寒气客之则脉泣血虚,背与心相引而痛,因其俞注于心也。血虚而痛,故按之而痛止。寒气客于厥阴之脉,厥阴之脉者,络阴器,系于肝,寒气客于脉中,则血泣脉急,故胁肋与少腹相引痛矣少腹、胁肋,皆肝之部分也。厥气客于阴股,寒气上及少腹,血泣在下相引,故腹痛引阴股厥气,寒而上逆之气也。阴股、少腹,乃足三阴、冲脉所由行也。寒气客于小肠膜原之间,络血之中,血泣不得注于大经,血气稽留不得行,故宿昔而成积矣小肠为受盛之府,化物出焉。寒气客于膜原及小络,则血涩不得注于大经,化物失职,久而成积矣。寒气客于五脏,厥逆上泄,阴气竭,阳气未入,故卒然痛死不知人,气复反则生矣五脏皆受邪,厥逆而泄越于上,阴气暴竭,阳气未能遽入,故卒然痛死。或得炅,则气复反而生矣。寒气客于肠胃,厥逆上出,故痛而呕也胃为水谷之海,肠为水谷之道,皆主行下者也。寒邪伤之,则逆而上出,故痛而呕。寒气客于小肠,小肠不得成聚,故后泄腹痛矣小肠与丙火为表里,成聚,即受盛之义也。则失其受盛之常,故泄而腹痛。热气留于小肠,肠中痛,瘅热焦渴则坚干而不得出,故痛而闭不通矣大抵营卫脏腑之间,得热则行,遇冷即凝,故痛皆因于寒也。此一条独言热痛,却由于便闭不通,故痛。仍非火之自为痛也,故曰通则不痛,痛则不通。

痹论曰:风寒湿三气杂至,合而为痹也痹者,闭也,不仁也。六气之中,风寒湿为阴邪。阴气合病,则闭塞成冬之象。故血气不流,经络壅闭而痹斯作矣。其风气胜者为行痹风属阴中之阳,善行而数变,故为行痹。凡走注历节疼痛之类,俗名流火是也,寒气胜者为痛痹阴寒之气乘于肌肉筋骨,则凝泣稽留,闭而不通,故为痛痹,即痛风也,湿气胜者为着痹也着痹者,重着不移,湿从土化,故病在肌肉,不在筋骨也。

肺痹者,烦满喘而呕肺在上焦,脉循胃口,故为烦满,喘而且呕。心痹者,脉不通,烦则心下鼓,暴上气而喘,嗌干善噫,厥气上则恐脉者,心之合也。心受病则脉不通。心脉支者上挟咽,直者却上肺,故其病如此。厥逆则水邪侮火,故神伤而恐。恐者,肾志也。肝痹者,夜卧则惊,多饮数小便,上为引如怀肝受邪则魂不安宁,故夜卧多惊。闭而为热,故多饮数小便也。上为引者,引饮也。如怀者,腹大如怀物也,木邪侮土,故为病如此。肾痹者,善胀,尻以代踵,脊以代头肾者胃之关,肾痹则邪并及胃,故腹善胀。尻以代踵者,足挛不能伸也。脊以代头者,身偻不能直也。脾痹者,四肢解惰,发咳呕汁,上为大塞脾主四肢,又主困倦,故为解惰,土伤则金亦伤,故咳。妻病故夫亦病,故呕。坤已不升,乾金不降,大塞之象也。肠痹者,数饮而出不得,中气喘争,时发飧泄肠痹则下焦之气闭而不行,故数饮而溺不得出,气化不及州都,返而上逆,故喘争也。小便不利,则水液混于大肠,故飧泄也。胞痹者,少腹膀胱按之内痛,若沃以汤,涩于小便,上为清涕胞,溺之脬也。膀胱气闭则水液壅满,故按之内痛也,气闭则热如汤之沃也。膀胱之脉从巅络脑,故小便下涩,清涕上出也。

痛者,寒气多也,有寒故痛也寒则血气凝泣,故痛。终始篇曰:病痛者,阴也。病久入深,营卫之行涩,经络时疏,故不痛此言病则营卫涩而必痛,其不痛者经络有疏散之时,则不涩,故不痛也,皮肤不营,故为不仁皮肤之间,无血以和之,故不仁也。阳气少,阴气多,与病相益,故寒也痹病本属阴寒,若阳气不足之人,则寒从内起,与外病相助益,故寒也。阳气多,阴气少,病气胜,阳遭阴,故为痹热其人阳气素盛,而遭阴寒之气,病气反为阳气胜矣,故为热痹。其多汗而濡者,此其逢湿甚也,阳气少,阴气盛,两气相感,故汗出而濡也两气者,身中之气与外客之气。两气皆阴,互相感召,故汗出。脉要精微论曰阴气有余为多汗身寒是也。凡痹之类,逢寒则急,逢热则纵寒则筋挛,故急。热则筋弛,故纵。

痿论曰:肺热叶焦,则皮毛虚弱急薄,着则生痿躄也火来乘金,在内为肺叶焦枯,在外为皮毛虚薄。热气着而不去,则为痿躄。躄者,足不能行也。心气热,则下脉厥而上,上则下脉虚,虚则生脉痿,枢折挈,胫纵而不任地也心火上炎,则三阴在下之脉亦厥逆而上,上盛则下虚,乃生脉痿。四肢关节之处如枢纽之折,而不能提挈,足肿纵缓而不能任地也。肝气热,则胆泄口苦,筋膜干,筋膜干则筋急而挛,发为筋痿肝热则胆亦热,故汁溢而口苦。血海干枯,筋无以荣,则挛急而痿。脾气热,则胃干而渴,肌肉不仁,发为肉痿脾与胃为夫妻,而开窍于口,故脾热则胃干而渴。脾主肌肉,热淫于内,则脾阴耗损,故肉不仁而为痿。肾气热,则腰脊不举,骨枯而髓减,发为骨痿腰者肾之府,脊者肾之所贯也,肾主骨,故骨枯为痿。

肺者,脏之长也,为心之盖也肺位至高,故谓之长。覆于心上,故谓之盖,有所失亡,所求不得,则发肺鸣,鸣则肺热叶焦有志不遂,则郁而生火。火来乘金,不得其平则自鸣。肺鸣者,其叶必焦。

大经空虚,发为肌痹,传为脉痿血不足则大经空虚,无以充养肌肉,故先为肌痹,而后传于心为脉痿也。思想无穷,所愿不得,意淫于外,入房太甚,宗筋弛纵,发为筋痿,及为白淫思而不得,则意淫于外,入房太过,则精伤于内,阴伤而筋失所养,故为纵为痿。火动于中,水亏于下,乃为白淫。白淫者,男浊女带也。

有渐于湿,以水为事,若有所留,居处相湿,肌肉濡渍,痹而不仁,发为肉痿渐,染也。以水为事,常近水也,久于水则有所留矣。居处之地又当卑湿,则肌肉受湿而濡渍,故顽痹而成肉痿也。

有所远行劳倦,逢大热而渴,渴则阳气内伐,内伐则热舍于肾。肾者水脏也,今水不胜火,则骨枯而髓虚,故足不任身,发为骨痿远行劳倦则所伤在骨。逢大热者,或逢天令之热,或阴不足而本热。火则气太过,水液必耗,故骨枯髓虚而为痿也。

治痿者独取阳明,何也? 阳明者,五脏六腑之海,主润宗筋,宗筋主束骨而利机关也足阳明胃主纳水谷,变化气血,以充一身,故为五脏六腑之海而下润宗筋。宗筋者,前阴所聚之筋,为诸筋之会,一身之筋皆属于此,故主束骨而利机关。冲脉者,经脉之海也,主渗灌溪谷,与阳明合于宗筋冲脉为十二经之血海,故主渗灌溪谷。冲脉起于气街,并少阴之经夹脐上行,阳明脉亦夹脐旁下行,故皆合于宗筋,阴阳总宗筋之会,会于气街,而阳明为之长,皆属于带脉,而络于督脉宗筋聚于前阴,前阴者,足之三阴及阳明、少阳、冲、任、督、跷九脉之所会也。九脉之中,惟阳明为脏腑之海,冲脉为经脉之海,此一阴一阳总之,故曰阴阳总宗筋之会。会于气街者,气街为阳明之正脉,故阳明独为之长。带脉起于季胁,围周一身。督脉起于会阴,分三歧为任、冲而上行腹背,故诸经皆联属于带脉,支络于督脉也。故阳明虚则宗筋纵,带脉不引,故足痿不用也。

逆调论曰:不得卧而息有音者,是阳明之逆也,足三阳者下行,今逆而上行,故息有音也足之三阳,其气皆下行;足之三阴,其气皆上行。此天气下降,地气上升之义,故阳明以上行为逆,逆则冲肺,故息有音也。阳明者胃脉也,胃者六腑之海,其气亦下行,阳明逆不得从其道,故不得卧也。胃不和则卧不安,此之谓也凡人之瘄寐由于卫气,卫气者昼日行于阳,则动而为瘄,夜行于阴,则静而为寐。胃气逆上,则卫气不得入于阴,故不得卧。

《灵枢·邪客》篇曰:厥气客于五脏六腑,则卫气独卫其外,行于阳,不得入于阴。行于阳则阳气盛,阳气盛则阳跷陷;不得入于阴,阴虚,故目不瞑。调其虚实,以通其道而去其邪，饮以半夏汤一剂，阴阳已通，其卧立至不卧之病，有心血不足者，法当养阴；有邪气逆上者，法当祛邪。半夏汤者，去邪之法也。

以流水千里以外者八升，扬之万遍，取其清五升煮之，炊以苇薪千里流水，取其流长源远，有疏通下达之义也。扬之万遍，令水珠盈溢，为甘澜水，可以调和阴阳。炊以苇薪者，取其火烈也，火沸，置秫米一升，治半夏五合，徐炊，令竭为一升半火沸，言未投药而水先沸也。秫米，糯小米也，北人呼为小黄米，味甘性平，能养胃和中，用以为君。治半夏，犹言制过半夏也，味辛性温，能下气化痰，用以为臣，去其滓，饮汁一小杯，日三稍益，以知为度知者，病愈也。故其病新发者，覆杯则卧，汗出则已矣。久者，三饮而已也。

方盛衰论曰：肺气虚则使人梦见白物，见人斩血籍籍，得其时则梦见兵战金色本白，故梦白物，斩者，金之用也。虚者多畏怯，故见斩血籍籍也。得其时者，得金旺之时也。肾气虚则使人梦见舟船溺人，得其时则梦伏水中，若有畏恐肾属水，故梦应之，得水旺之时，梦水益大也。恐，肾之志也。肝气虚则梦见菌香生草，得其时则梦伏树下不敢起肝之应在木，虽当木旺之时，亦梦伏树下也。心气虚则梦救火阳物，得其时则梦燔灼心合火，阳物即火之属也。得火旺之令，梦火益大也。脾气虚则梦饮食不足，得其时则梦筑垣盖屋仓廪空虚，故思饮食，得土旺之令，则梦高土也。

阳气盛则梦大火而燔灼,阴阳俱盛则梦相杀俱盛则争。上盛则梦飞,下盛则梦堕本乎天者亲上,本乎地者亲下,盛饥则梦取,甚饱则梦予。肝气盛则梦怒,肺气盛则梦恐惧、哭泣、飞扬肺主气,故梦飞扬,心气盛则梦喜笑恐畏,脾气盛则梦歌乐,身体重不举,肾气盛则梦腰脊两解不属。

厥气客于心,则梦见丘山烟火。客于肺,则梦飞扬,见金铁之奇物。客于肝,则梦山林树木。客于脾,则梦见丘陵大泽,坏屋风雨。客于肾,则梦临渊,没居水中。客于膀胱,则梦游行。客于胃,则梦饮食。客于大肠,则梦田野大肠曲折纳污,类田野也。客于小肠,则梦聚邑冲衢小肠为受盛之官,类冲衢也。客于胆,则梦斗讼自刳胆性刚猛。自刳者,自剖其腹也。客于阴器,则梦接内。客于项,则梦斩首。客于胫,则梦行走而不能前,及居深地窌苑中。客于股肱,则梦礼节拜起。客于胞䐈,则梦泄便胞,即脬也。䐈,大肠也。在前则梦溲,在后则梦便。

短虫多则梦聚众,长虫多则梦相击毁伤。

《灵枢·痈疽》篇曰:血脉营卫,周流不休,上应星宿,下应经数。寒邪客于经络之中则血泣,血泣则不通,不通则卫气归之,不得复反,故痈肿。寒气化为热,热胜则腐肉,肉腐则为脓,脓不泻则烂筋,筋烂则伤骨,骨伤则髓消,不当骨空,不得泄泻,血枯空虚,则筋骨肌肉不荣,经脉败漏,熏于五脏,脏伤故死矣始受寒邪,血脉凝泣,久而不去,寒化为热,痈疽乃成。伤于脏者,死不治。

痈发于嗌中,名曰猛疽,猛疽不治,化为脓,脓不泻,塞咽半日死。其化为脓者,泻则合豕膏,冷食,三日已猛疽,言其凶恶猛厉也。若脓已泻溃,当服豕膏,即猪脂之炼净者也。万氏方:治肺热暴喑,用猪脂一斤,去筋,入白蜜一斤,再炼少顷,滤净,冷定,不时挑服一匙,即愈。发于颈,名曰夭疽,其痈大以赤黑,不急治,则热气下入渊腋,前伤任脉,内熏肝肺,十余日而死矣夭疽者,在天柱也,俗名对口。赤者,心之色,黑者,热极反兼胜已之化也。急须治之可活,若治之稍迟或治之失宜,则毒流肺肝而死矣。阳气大发,消脑留项,名曰脑烁。其色不乐,项痛而如刺以针,烦心者死不可治阳大发者,毒太甚也。色不乐者,神伤而色变,即所谓色夭也。毒深,故痛如针刺。邪犯心君,故烦心而死。发于肩及臑,名曰疵痈,其状赤黑,急治之,此令人汗出至足,不害五脏,痈发四五日逞焫之肩膊下软白肉曰臑。此肺脉之病,肺主玄府,故遍身得汗也。毒从汗减,且非要害之所,故不害五脏也。逞者,急也。焫者,艾柱也,言宜急灸也。发于腋下赤坚者,名曰米疽,治之以砭石,欲细而长,疏砭之,涂以豕膏,六日已,勿裹之砭石欲细者,恐伤肉也,欲长者,用在深也,故宜疏不宜密。勿裹之者,欲其气疏泄也。豕膏者,即猪油煎当归,以蜡收者也。其痈坚而不溃者,为马刀挟缨,急治之挟当作侠,缨当作瘿。马刀者,瘰疬也。侠瘿者,侠颈之瘤属也。发于胸,名曰井疽,其状如大豆，三四日起，不早治，下入腹，不治，七日死矣井者，喻其深而恶也。发于胸者，近犯心主，治之宜早，下入腹，则五脏俱败，死期速矣。发于膺，名曰甘疽，色青，其状如谷实栝蒌，常苦寒热，急治之，去其寒热，十岁死，死后出脓膺在胸旁高肉处，逼近在乳上也。穴名膺窗，足阳明胃之脉也。土味甘，故曰甘疽。色青者，肝木克土也。层房累累，状如谷实瓜蒌，软而不溃，中有所蓄如瓜子也。十岁死者，绵延难愈也。发于胁，名曰败疵。败疵者，女子之病也，灸之，其病大痈脓，治之，其中乃有生肉，大如赤小豆。锉薐、翘草根各一升，以水一斗六升煮之竭，为取三升，则强饮厚衣，坐于釜上，令汗至足已胁者，肝之部也，妇人多郁怒，故患此疮。薐，芰也。翘，连翘也。二草之根俱能解毒。强饮者乘其热而强饮之，复厚衣坐于热汤之釜，熏蒸取汗，汗出至足乃透。已者，愈也。发于股胫，名曰股胫疽，其状不甚变，而痛脓搏骨，不急治，三十日死矣股胫，大股也。状不甚变，外形不显也。痛脓搏骨，即所谓贴骨痈也。毒盛而深，能下蚀三阴、阳明之大经，故不为急治，法当三十日死矣。发于尻，名曰锐疽，其状赤坚大，急治之，不治，三十日死矣尻，尾骶骨也。穴名长强，为督脉之络，一名气之阴郄，故不治则死。发于股阴，名曰赤施，不急治，六十日死。在两股之内，不治，十日而当死股阴，大股内侧也。当足太阴箕门、血海及足厥阴五里、阴包之间，皆阴气所聚之处，故不治则死。若两股俱病，则伤阴之极，其死尤速。赤施者,想其当血海,故名。发于膝,名曰疵痈,其状大痈,色不变,寒热,如坚石,勿石,石之者死。须其柔,乃石之者生石之者,砭也。色不变者,不红赤也。硬者禁用砭,软者方可用砭也。诸痈之发于节而相应者,不可治也。发于阳者百日死,发于阴者三十日死诸节者,神气所游行出入也。相应者,发于上而应于下,发于左而应于右,法在不治。发于三阳之分,毒浅在腑,其死缓。发于三阴之分者,毒深在脏,不出一月也。发于胫,名曰兔啮,其状赤至骨,急治之,不治害人也胫,足胫也。兔啮,如兔所啮伤也,为其在下,高低等于兔也。发于内踝,名曰走缓,其状痈也,色不变,数石其输,而止其寒热,不死数石者,屡屡砭之也。其输,即肿处也。发于足上下,名曰四淫,其状大痈,急治之,百日死阳受气于四末,而大痈淫于其间,阳毒之甚也。时气更易则真阴日败,逾三月而死矣。发于足傍,名曰厉痈,其状不大,初如小指发,急治之,去其黑者,不消辄益,不治,百日死去其黑者而犹不消,反益大焉,则百日必死矣。发于足指,名曰脱痈,其状赤黑,死不治;不赤黑,不死。不衰,急斩之,不则死矣六经原腧皆在于足,所以痈发于足者,多为凶候。至于足指又皆六井所出,色赤黑者,其毒尤甚。若不衰退,急斩去其指,庶可保生。若稍缓,毒发伤脏而死。

　　荣卫稽留于经脉之中,则血泣而不行,不行则卫气从之而不通,壅遏而不得行,故热。大热不止,热胜则肉腐,腐则为脓。然不能陷,骨髓不为焦枯,五脏不为伤,故命曰痈。热气淳盛,下陷肌肤,筋髓枯,内连五脏,血气竭,当其痈下,筋骨良肉皆无余,故命曰疽痈字从壅,疽字从阻,总是气血稽留,营卫不通之症。大而浅者为痈,腑受伤,可无大患;深而恶者为疽,五脏受伤,大可忧畏。治之者顾可缓乎?顾可忽乎。疽者,上之皮夭以坚,上如牛领之皮。痈者,其皮上薄以泽夭者,色枯暗也。牛皮,喻其厚也。泽者,光亮也。

白眼青黑,眼小,是一逆也;内药而呕者,是二逆也;腹痛渴甚,是三逆也;肩项中不便,是四逆也;音嘶声脱,是五逆也。

寒热病篇曰:身有五部:伏兔一,腓二,背三,五脏之腧四,项五。此五部有痈疽者死伏兔者,胃之穴名,在膝上六寸,阴市上五寸。腓者,足肚也,即踹也。肾之脉上踹内之筑宾穴。背者,五脏之所系也。腧者,五脏之所主也。项者,诸阳之要道也。犯此五者亦名五逆。

《灵枢·玉版》篇曰:腹胀,身热,脉大,是一逆也身热脉大而又腹胀,表里之邪俱盛也;腹鸣而满,四支清,泄,其脉大,是二逆也腹满而清,泄,阴症也。脉大者,是脉与症反也;衄而不止,脉大,是三逆也鼻衄在阴,脉大为阳,阳实阴虚,死不治;咳且溲血脱形,其脉小劲,是四逆也咳而溲血脱形,正气伤也。脉虽小而劲,邪仍在也;咳,脱形身热,脉小以疾,是谓五逆也脱形,真气已衰。身热,邪气未化。细小疾数,气血两败之诊也。如是者,不过十五日而死矣十五日交一节,言不能逾节也。

其腹大胀,四末清,脱形,泄甚,是一逆也腹大胀者,邪正甚也。四肢冷而脱形泄甚,脾已绝矣;腹胀便血,脉大时绝,是二逆也腹胀便血,阴脱也。脉大时绝,阳脱也;咳,溲血,形肉脱,脉搏,是三逆也咳而溲者,气血俱损。形肉脱者,脾已绝。脉搏者,真脏见矣;呕血,胸满引背,脉小而疾,是四逆也呕血而至胸满背曲,病已极矣。脉小属气败,脉疾属血败;咳呕,腹胀且飧泄,其脉绝,是五逆也上为咳呕,中为胀满,下为飧泄,三焦俱病,六脉已绝。如是者,不及一时而死不及一时者,不能周一日之时也。

标本论曰:夫病传者,心病先心痛病在心者先心痛,一日而咳心病传肺,火克金也,三日胁支痛肺复传肝,金克木也,故胁支痛,五日闭塞不通,身痛体重肝传脾,木克土也,脾病则闭塞不通。脾主肌肉,故身体重痛,三日不已,死再三日不已,则脾又传肾,土克水也,五脏俱伤故死。冬夜半,夏日中冬月夜半,水旺之极也。夏月日中,火旺之极也。火畏水,故冬则死于夜半。阳邪亢极,故夏则死于日中。盖衰极亦死,盛极亦死也。

肺病喘咳肺主息,故病喘咳,三日而胁支满痛三日而之肝,金克木也。一日身体重痛一日之脾,木克土也,五日而胀五日而之胃,脏传腑也,十日不已,死十日不已,胃复传肾,五行之数已极,故死。冬日入,夏日出此卯、酉二时,属燥金之化。

肝病头目眩，胁支满肝开窍于目，而经脉布于胁肋，三日体重身痛三日传脾，五日而胀脾传胃也，三日腰脊少腹胫痠三日传肾也，三日不已，死三日不已，肾复传心，故死，冬日入，夏早食亦卯、酉时也，燥金主之，木所畏也。

脾病身痛体重脾主肌肉，一日而胀脾传胃也，二日少腹腰脊痛，胫痠胃传肾也，三日背胠筋痛，小便闭三日而胃传膂膀胱也，十日不已，死十日不已，复传于心，故死，冬人定，夏晏食此巳、亥时也，司风木之化，脾病畏之。

肾病少腹腰脊痛，胻痠肾主下部，经脉行于少腹、腰骨、胻骨之间，三日背胠筋痛，小便闭三日而传膂膀胱也，三日腹胀三日而传小肠，三日两胁支痛三日而上传心，手心主之正，别下渊腋三寸入胸中，故两胁支痛，三日不已，死复伤肺金也，冬大晨，夏晏脯此辰、戌时也。土旺四季，为水所畏，故肾病绝焉。

胃病胀满，五日少腹腰脊痛，胻痠五日之肾也，三日背胠筋痛，小便闭三日之膂膀胱也，五日身体重病传论曰：五日而上之心，此云体重疑误，六日不已，死心复传肺，冬夜半后，夏日昳丑、未司湿土之化，气通于胃，失守则死。

膀胱病，小便闭，五日少腹胀，腰脊痛，胻痠五日而之肾也，一日腹胀一日之小肠，一日身体痛一日而之心，腑传脏也。心主血脉，故为身体痛，二日不已，死心病不已，必复传金，故死，冬鸡鸣，夏下晡丑、未时也。土能制水，故膀胱畏之。

相传死期各有远近，脏有要害不同也，以次相传者必死，间一二脏

110

或三四脏者，可以治矣。

《灵枢·经脉》篇曰：手太阴气绝则皮毛焦，太阴者，行气温于皮毛者也，故气不荣则皮毛焦，皮毛焦则津液去皮节，津液去皮节者则爪枯毛折，毛折者则毛先死，丙笃丁死，火胜金也肺属金主气，为水之母，故其气绝则津液去，而爪枯毛折也。手少阴气绝则脉不通，脉不通则血不流，血不流则髦色不泽，故其面黑如漆柴者，血先死，壬笃癸死，水胜火也心主血脉，故心绝则血先死，其症在髦色不泽，面黑如漆，水化见也。足太阴气绝则脉不荣肌肉，唇舌者，肌肉之本也，脉不荣则肌肉软，肌肉软则舌萎人中满，人中满则唇反，唇反者肉先死，甲笃乙死，木胜土也脾主肌肉，故脾绝则肉先死，其症在舌萎，人中满，唇反也。足少阴气绝则骨枯，少阴者冬脉也，伏行而濡骨髓者也，故骨不濡则肉不能着也，骨肉不相亲则肉软却，肉软却故齿长而垢，发无泽，发无泽者骨先死，戊笃己死，土胜水也肾属水，故为冬脉。肾主骨，故肾绝则骨先死。其症在骨肉不相亲附，则齿长而垢，精枯发无泽也。足厥阴气绝则筋绝，厥阴者肝脉也，肝者筋之合也，筋者聚于阴气当作器。而脉络于舌本也，故脉弗荣则筋急，筋急则引舌与卵，故唇青舌卷卵缩，则筋先死，庚笃辛死，金胜木也肝绝者筋先死，其症在唇舌卷而卵缩囊拳也。五阴气俱绝则目系转，转则目运，目运者为志先死，志先死则远一日半死矣五脏之精上注于目，故五阴气绝则目转而运,志先死矣。志藏于肾,真阴已竭,死在周日间耳。六阳气绝则阴与阳相离,离则腠理发泄,绝汗乃出,故旦占夕死,夕占旦死阳气不能卫外而为固,则汗泄。绝汗者,其形如珠,凝而不流,或气喘不休,汗出如洗者是也。

冬三月之病,病合于阳者,至春正月脉有死征,皆归出春冬三月阴盛之时,而见阳病者,至春初阳气发动之令,脉必有死征矣。出春者,交夏也,阳病当阳盛,则亢极而不可免矣。冬三月之病,在理已尽,草与柳叶皆杀在理已尽,谓色脉形症皆无生理,则交春草色青、柳叶见,皆其死期也。春阴阳皆绝,期在孟春冬月之病,甫交春而阴阳皆绝,则不待仲季,即于孟春是其死期矣。阴绝者,脉形不至,阳绝者,脉形微细,或上不至关为阳绝,下不至关为阴绝。春三月之病,曰阳杀杀音赛,阳气衰也。阳气方生之令,而阳气衰败,不能应令也,阴阳皆绝,期在草干春令木旺之症,而阴阳俱绝,至秋令草干之时,金胜木而死矣。夏三月之病,至阴不过十日金匮真言论曰:脾为阴中之至阴,五脏六腑之本也。以至阴之脏而当阳极之时,苟犯死症,期在十日。阴阳交,期在濂音廉水阴阳交者,阴脉见于阳,则阳气失守,阳脉见于阴,则阴气失守。夏月而见此逆象,则仲秋濂水之期,不能保其生矣。秋三月之病,三阳俱起,不治自已秋时阳气渐衰,阴气渐长,虽三阳之病俱起,而阳不胜阴,故自已。阴阳交合者,立不能坐,坐不能起阴阳交合者,阴阳合病也。起坐不能者,屈伸不利也。三阳阳当作阴独至,期

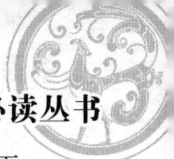

在石水阴病而当阴盛,则孤阴不生矣。冰坚如石之候,不能再生,即上文三阳俱起,不治自愈。下文二阴,期在盛水,则此为三阴无疑。二阴独至,期在盛水二阴病比之三阴病者差缓焉,故期在盛水。盛水者,正月雨水也。

诊要经终论曰:太阳之脉,其终也,戴眼反折瘛疭,其色白,绝汗乃出,出则死矣戴眼者,目睛仰视而不能转也。反折者,腰脊反张也。筋急曰瘛,筋缓曰疭。绝汗者,汗出如油也。足太阳之脉起于目内眦,上额交巅入络脑,下项夹脊抵腰中,下至足之小指。手太阳之脉起于小指之端,循臂上肩,其支者循颈上颊,至目之外眦,故其病如此。又太阳为三阳之表,故主色白汗出。少阳终者,耳聋,百节皆纵,目𥆛绝系,绝系一日半死,其死也,色先青白,乃死矣。手足少阳之脉皆入于耳中,亦皆至于目锐眦,故为耳聋目𥆛也。𥆛者,直视如惊也,因少阳之系绝,不能旋转也。胆应筋,故百节纵也。木之色青,金之色白,金木相贼,则青白先见矣。阳明终者,口目动作,善惊妄言,色黄,其上下经盛,不仁则终矣手足阳明之脉皆挟口入目,故口目动作也。闻木音则惕然而惊,是阳明善惊也。骂詈不辨亲疏,是阳明妄言也。黄者,土色外见也。上下经盛,谓头颈手足阳明之脉皆躁动而盛,是胃之败也。不知痛痒,谓之不仁,是肌肉之败也。少阴终者,面黑齿长而垢,腹胀闭,上下不通而终矣手少阴气绝则血败,足少阴气绝则色如炲,故面黑也。肾主骨,齿者骨之余,故齿不固而垢也。手少阴之脉下膈络小肠,足少阴之脉络膀胱贯肝膈,故为腹胀闭,上下不通,是心肾不交也。

太阴终者，腹胀闭不得息，善噫善呕，呕则逆，逆则面赤，不逆则上下不通，不通则面黑，皮毛焦而终矣足太阴脉入腹属脾，故为腹胀闭。手太阴脉上膈属肺而主呼吸，故不得息。惟胀闭不得息，故为噫为呕。气逆于上，故面赤。不逆则脾之地不上升，肺之天气不下降。上下不通者，天地不交也。脾败无以制水，故面黑。肺败不能主气，故皮毛焦也。厥阴终者，中热嗌干，善溺心烦，甚则舌卷卵上缩而终矣手厥阴心主之脉起于胸中，出属心包络，下膈，历络三焦。足厥阴肝脉循喉咙之后，上入颃颡，其下者循股阴，入毛中过阴器，故为中热嗌干、善溺心烦等症。舌者心之官也，肝者筋之合也，筋者聚于阴器，而脉络于舌本，故甚则舌卷卵缩也。

愚按：人之有病，犹树之有蠹也；病之有能，犹蠹之所在也。不知蠹之所在，遍树而斫之，蠹未必除而树先槁矣。不知病之所在，广络而治之，病未必去而命先尽矣。故病能至赜，即较若列眉，犹惧或失之，病能未彰而试之药饵，吾不忍言也。世医矜家传之秘，时医夸历症之多，悻悻卖俗而不知其非，叩之三因之自与其所变，翻以为赘，是不欲知蠹之所在，而弟思斫树以为功者，嘻！亦惨矣。

114